# 5分でできる
# 介護食

中央法規

# CONTENTS

第5章

## 市販の惣菜と乾めんを工夫して



第6章

## 介護用食品を取り入れる



第7章

## 介護食の基礎知識

# はじめに

## 療養者ひとりひとりに合った食事が大切

「介護保険制度が始まって、さまざまな医療職種や介護職種から寄せられた意見を集約したら、療養者、家族、専門職種の方たちが最も困っていた問題は『食事』でした」

これは、ある自治体の在宅サービス部長さんの言葉です。褥《じょく》そう(床ずれ)の予防・治療には栄養管理が不可欠であり、咀《そ》しゃく嚥《えん》下《げ》(噛んで飲み込むこと)機能に問題がある場合は、その療養者に応じた食事形態が必要です。しかし、食事は生活のリズムに影響するものでもあり、家事援助を行なうヘルパーさんにとっても限られた時間の中で、喜んでいただける料理を準備することは至難の技です。

特に食事の好みは人様々ですから、療養者の嗜好やこれまでの食事に対する想いを無視することはできません。医療の質に対してクレームをつけることは、はばかられますが、食事に対するクレームは容易に寄せられます。なぜなら医療に対する評価基準は専門家でなければ持ち得ませんが、食事に対する評価基準は誰もが持っているからです。

## 楽《らく》寿《じゅ》食《しょく》を目指して

私たち在宅栄養アドバイザー「E-net」は平成8年から世田谷区を中心に、診療所や訪問看護ステーション、介護支援専門員と連携をとりながら在宅訪問栄養食事指導を行っている管理栄養士の自主活動グループです。

この本でご紹介している料理などのほとんどは、在宅訪問時にご家族と一緒につくったり、地域で行なうフーズパーティー(療養者や家族を中心とした、調理と試食のレクリエーションの会)、ヘルパーさんを対象とした料理講習会で実践してきたものです。

「楽寿食」という言葉は、高齢者や障害のある方でも食べやすい食事を総称して私たちが名づけたものです。私たちは、「食事をすることが楽しくなる」「療養者の機能に合わせ、楽に食べることができる」「介護者が楽につくれる」の3つを柱とした「楽寿食」を考えました。

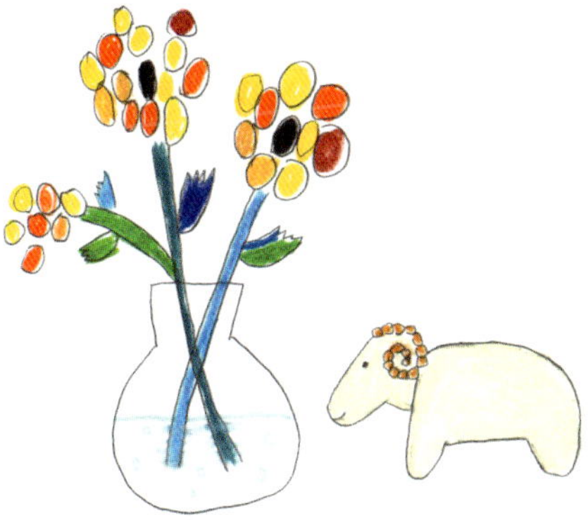

また、この本で紹介する料理は、楽寿食の考え方に沿って管理栄養士が5分以内でつくった料理です（ただし、洗う、切るなどの作業は除きます）。病院などの施設では誰かが食事をつくってくれますが、在宅療養者の食事は誰かがつくらなければなりません。しかも1日3回、365日続くのです。そうなると「家庭でできる」「我が家でもできる」食事の工夫が必要になります。

## 「じいさんでも作れる、そんな料理の本が欲しいんだ」

これは、奥様を介護されている86歳の男性が電話で相談されてきた時の言葉です。私たちが訪問しているお宅の半数以上は男性介護者です。男性が食事づくりに困っているために管理栄養士にSOSが来るのかもしれません。

奥さんを介護されているご主人だけではなく、高齢のお母様を介護されている高齢の息子さん、ボランティアの外国人留学生、退職後にヘルパーの資格を取得した男性、「介護」を専攻している男子学生などなど、最近では男性に対して台所で調理指導をすることも少なくありません。

誰でも手軽につくれることが大切なので、私たちは生鮮食品だけではなく、冷凍食品、缶詰、レトルト食品、インスタント食品、そしてお惣菜までも、食材の1つと考えました。

さらにこの本の中では電子レンジ、フードプロセッサーなどの便利な調理器具も使いました。それらはやや高価な機器ですが1つあると大変便利で、調理の負担を軽減してくれます。

この本の目的は「家庭でできる」「誰でもできる」「いつでもできる」お料理と、単なる食事づくりだけではない食卓の演出や環境づくりを含めた「食」の提案です。最近では高齢者の食事に関する書籍が多く出版されていますが、私たちはあくまでも「家庭でできること」「生活に根づくこと」を目的としてこの本を考えました。

どうしても専門的になってしまう栄養学や病態食の内容は、他の書籍を参考にして下さい。

「食べなければ元気になれない」「おいしくなければ栄養にならない」「楽でなければ続かない」の3つのコンセプトから作った食事づくりのヒントが、皆様に届けば幸いです。

―――――― 在宅栄養アドバイザー「E-net」代表　**松月弘恵**

# 本書の使い方

●料理の材料は基本的に1人分の目安量です。

●計量の単位は1カップ＝200cc（200ml）、大さじ1＝15cc、小さじ1＝5ccで、いずれもすりきりで量ります。

●電子レンジの加熱時間は機種によって多少の違いがあります。一応の目安として考え、使用する電子レンジ内の様子をみながら加減してください。

●塩分、砂糖、その他調味料の配合はあくまでも目安です。制限のある食事が必要な方は、症状に合わせて加減してください。

●調理時間は5分間が目安ですが、個人差はあります。

●本書で使用しているポリ袋は電子レンジに対応できるものです。

身体の状態に合わせてメニューを選べるように、各レシピにはマークをつけました。

**噛みやすい**

噛み やすい　咀しゃくに問題のある人にも食べやすいメニュー

**飲み込みやすい**

飲み込み やすい　むせ、唾液が少ない、嚥下に問題のある人が食べやすいメニュー

**体力アップ**

体力 アップ　糖質、脂質、たんぱく質たっぷりの高エネルギーメニュー

**抵抗力がつく**

抵抗力 がつく　皮膚、粘膜が丈夫になり、風邪や感染症に抵抗力がつくメニュー

**塩分ひかえめ**

塩分 ひかえめ　塩分をひかえたい人のメニュー

**整腸作用**

整腸 作用　便秘や下痢の解消に役立ったり、お腹の調子を整えるメニュー

**水分たっぷり**

水分 たっぷり　脱水状態を防止する、水分がたっぷりとれるメニュー

**カルシウムたっぷり**

カルシウム たっぷり　カルシウムがたくさんとれるメニュー

**血液サラサラ**

血液 サラサラ　血液の流れをよくしたり、血中コレステロールを減らすメニュー

淡泊な素材をやさしいトロミのホワイトソースで

## 白菜とホタテのクリーム煮

材料（1人分）

| | |
|---|---|
| 白菜（葉½枚） | 70g |
| ほうれん草 | 5g |
| ホタテ | 40g |
| サラダ油 | 1g |
| 塩、こしょう | 各少々 |
| ホワイトソース缶 | 30g |
| 牛乳 | 50cc |

つくり方

1 白菜、ほうれん草は適当な大きさに切る。ホタテは横半分に切る。

2 鍋に油をしき、ホタテ、白菜、ほうれん草を炒め、塩、こしょうをする。

3 ホワイトソース、牛乳を加え、白菜がやわらかくなるまで煮る。

クッキングアドバイス

※市販のホワイトソース缶を使うと、洋風はもちろん、中華風にも利用できます。使い切れない時は、保存用の容器に入れ代え、冷凍保存します。

一人分の数値です。

| | |
|---|---|
| エネルギー | 65kcal |
| たんぱく質 | 8.1g |
| 塩分 | 0.7g |

飲み込み やすい

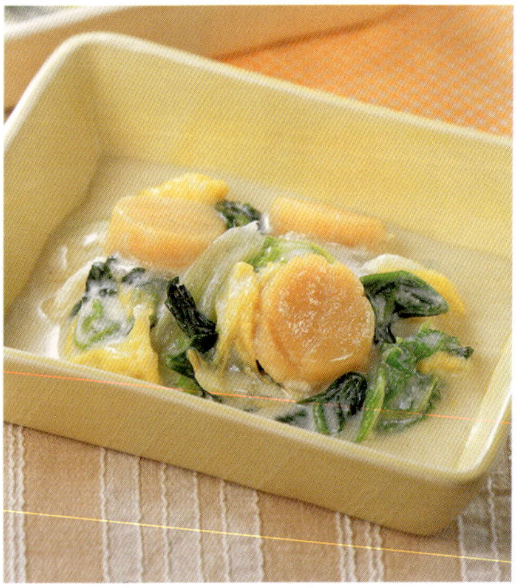

栄養のポイント

高たんぱく質、低カロリーのホタテには、タウリンが豊富に含まれて血圧を正常に保つ、血中のコレステロールを下げる、心臓強化など、体の細胞の状態を正常に戻そうとする働きをします。

ホタテ1日1～2個で大人1人が必要な栄養を摂取できます。

028

第1章

# 家族の料理をアレンジ

家族の料理をもとに
アレンジしてつくれる料理をご紹介します。
ある程度まで一緒につくることができるので、
手間と時間を省いていっそうスピーディーに。
また、同じ素材を
皆で食べることができる楽しみも生まれます。

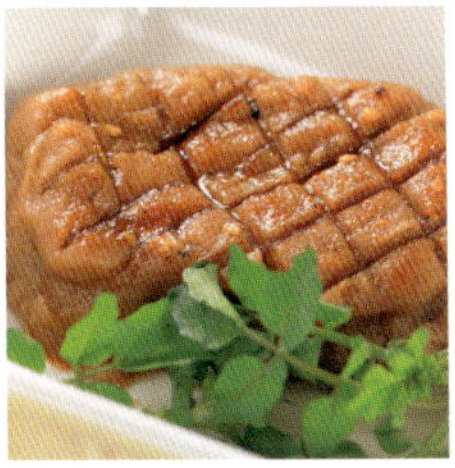
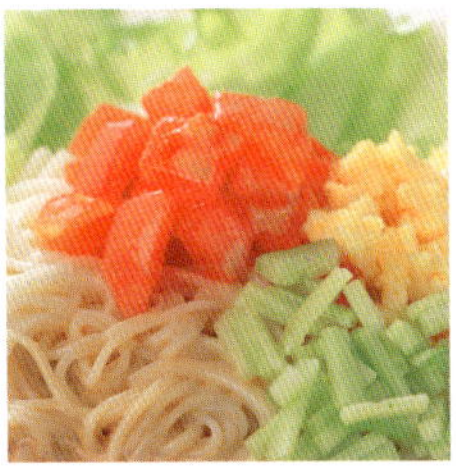
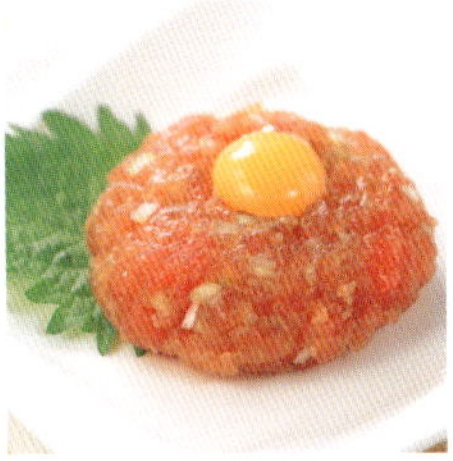
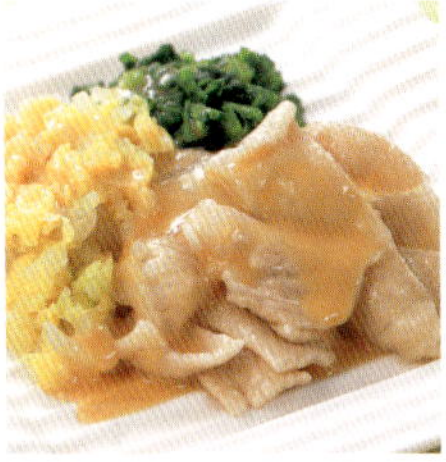
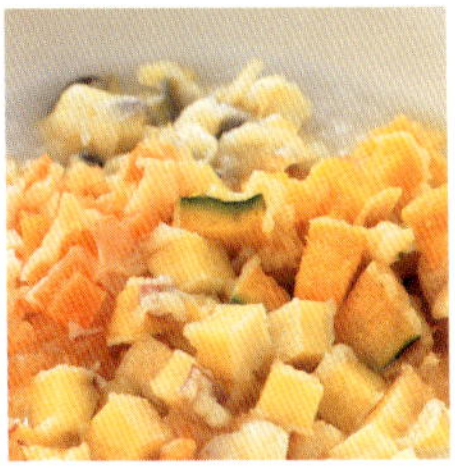
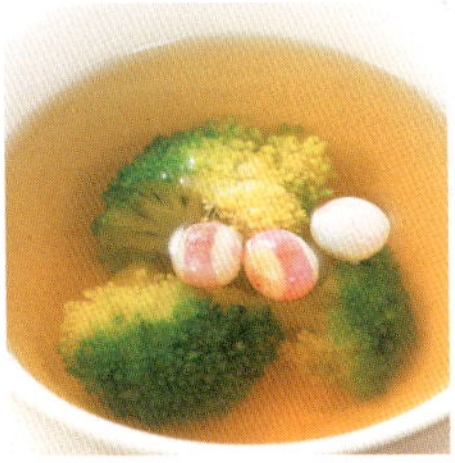
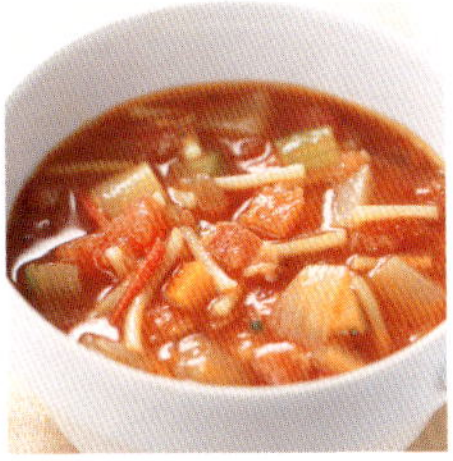
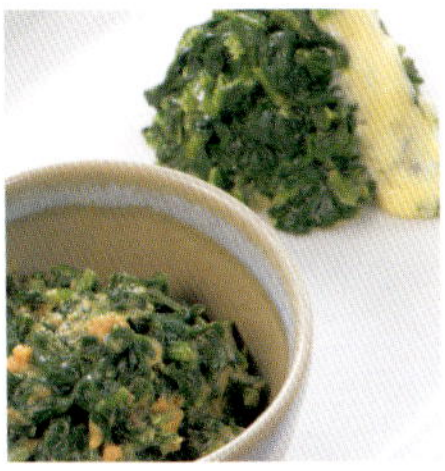
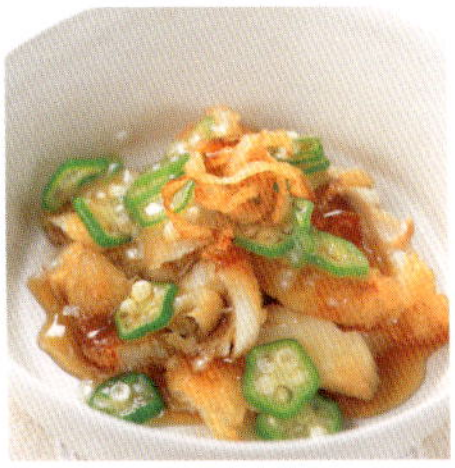
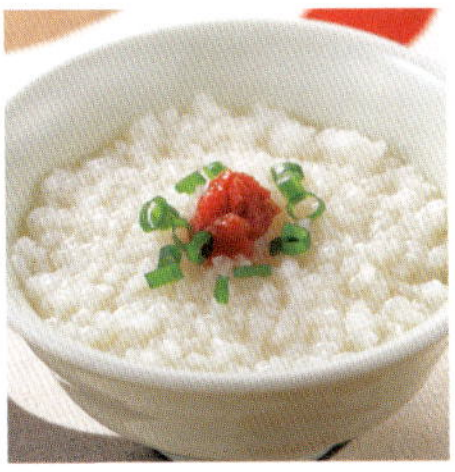
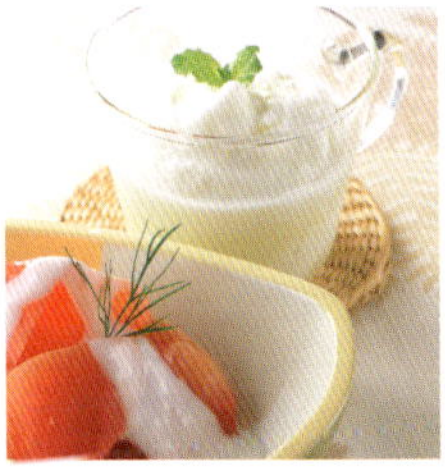

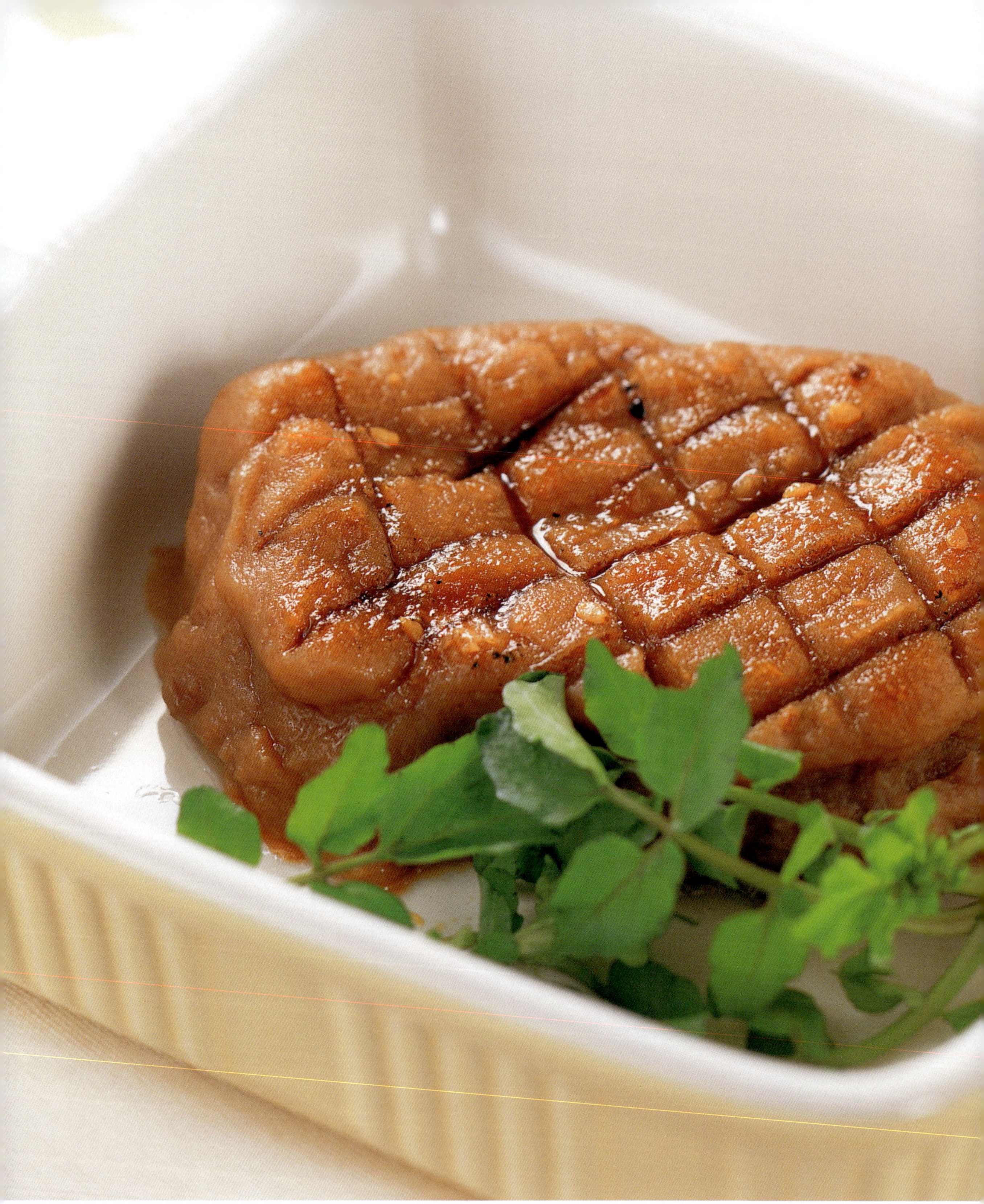

1章　家族の料理をアレンジ

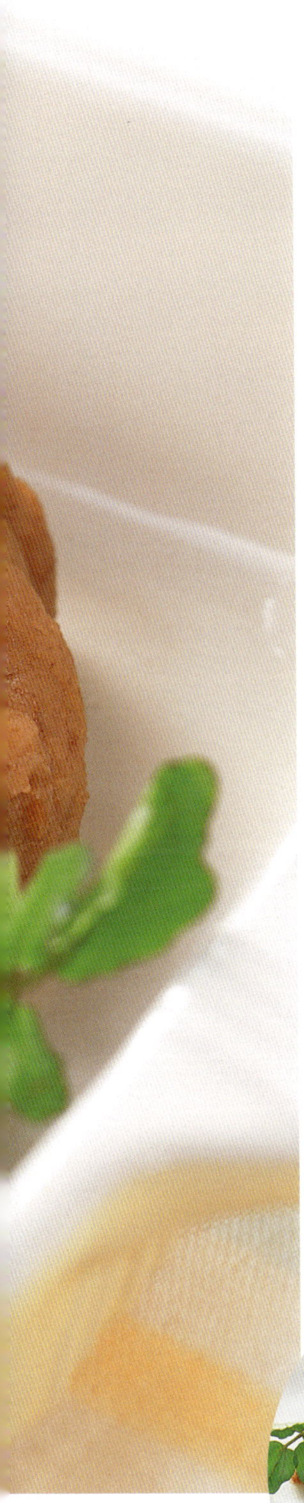

### 噛み切りにくい肉をじゃがいもとマッシュしてやわらかく

家族の料理｜焼き肉

# 焼き肉ポテト

### 材料（1人分）
- 牛カルビ焼き肉用 …………… 30g
- 焼き肉のたれ（市販） ……… 小さじ1
- サラダ油 ……………………… 適宜
- じゃがいも …………… 中1/3個（30g）
- 仕上げ用焼き肉のたれ ………… 少々
- 飾り用のクレソン

| エネルギー | 163 kcal |
|---|---|
| たんぱく質 | 4.4 g |
| 塩分 | 0.6 g |

#### 栄養のポイント
肉は良質たんぱく源。少しずつでも工夫してとりましょう。

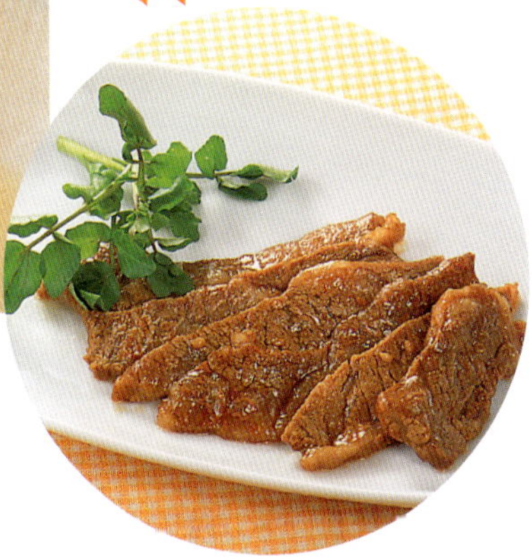

### つくり方
**1** 肉にたれをもみ込み、サラダ油で焼く。

**2** じゃがいもは皮をむいてからラップで包み、電子レンジに1分～1分半かけ、やわらかくする。

**3** 1と2をフードプロセッサーでなめらかにする。

**4** 肉の形にして焼き肉のたれをぬる。凝るなら熱した金串で格子状に焼き色をつける。

### クッキングアドバイス
* 脂身の多い肉ほどやわらかな仕上がり。
* 豚ばら肉、ロース肉もおすすめです。
* 皮つき鶏もも肉の焼き鳥も同じ方法でやわらかくできます。
* じゃがいもは、里いも、やまいもに変えてつくることもできます。
* 急ぐ時は、フードプロセッサーにかけた後、ラップで茶巾に絞っても。
* 冷えると粘りが出て固くなるので、できたてを召し上がってください。

噛みやすい

体力アップ

塩分ひかえめ

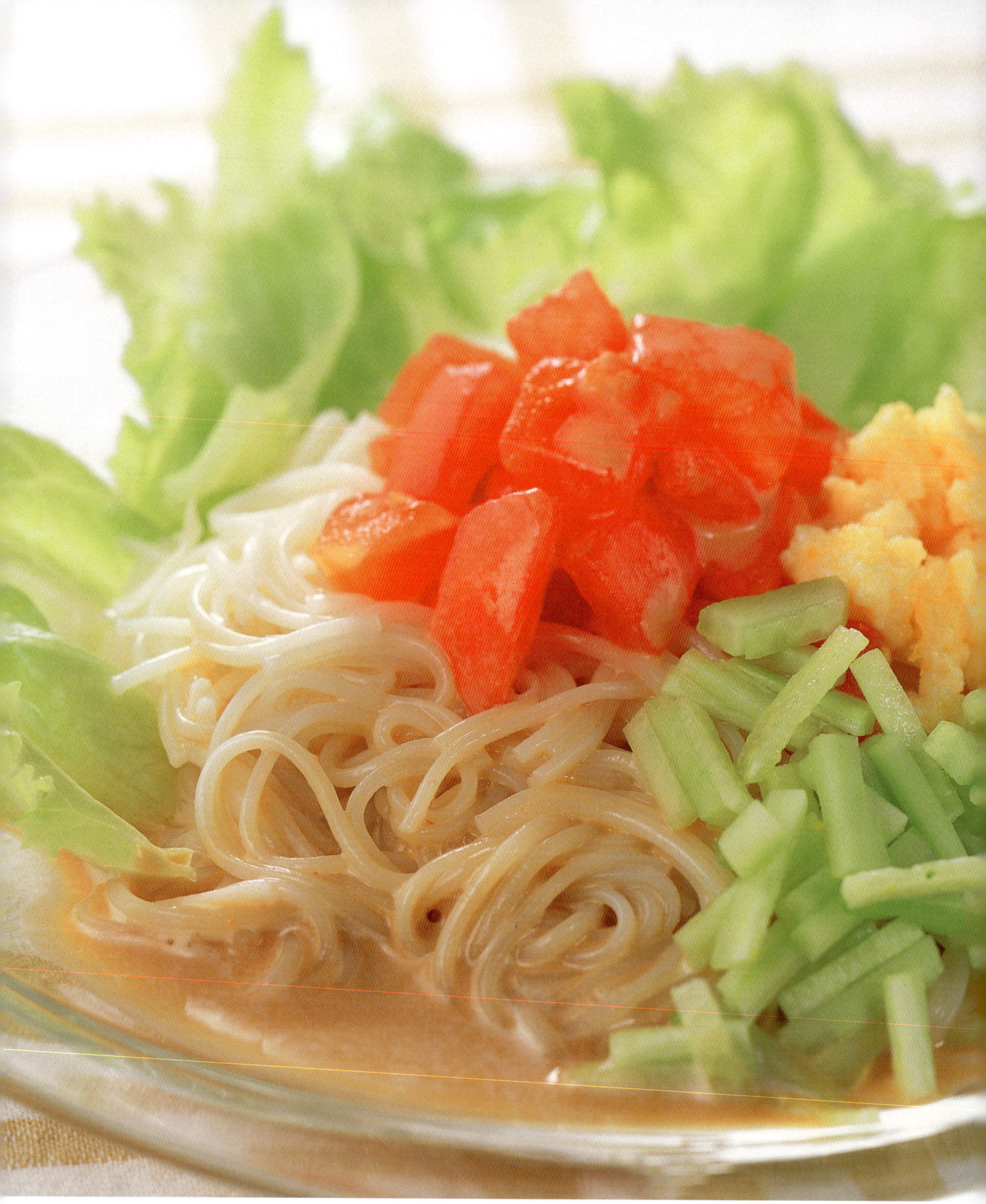

# 1章　家族の料理をアレンジ

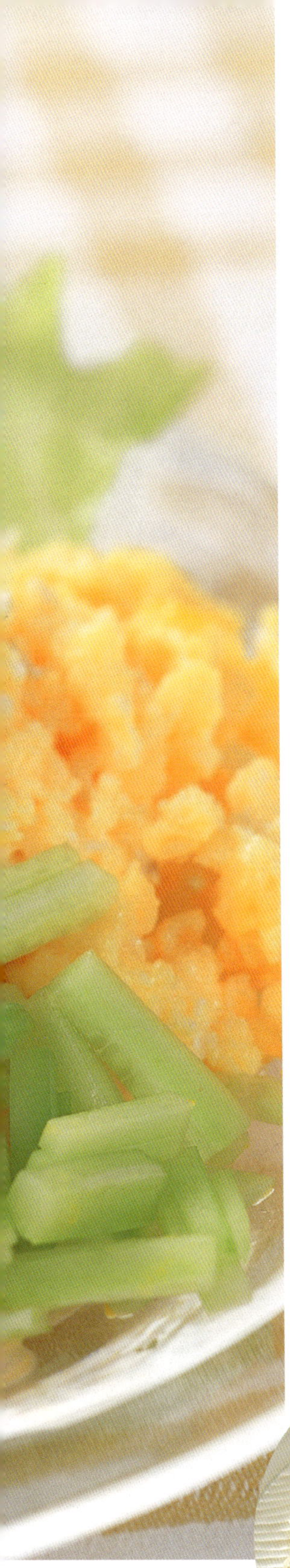

### フレッシュな野菜とコクのあるたれ、新しいおいしさを発見

家族の料理 | そうめん

# サラダそうめん

### 材料（1人分）

| | |
|---|---|
| そうめん（茹でたもの） | 120g |
| サラダ油 | 少々 |
| きゅうり | 1/4本 |
| トマト | 中1/4個 |
| レタス | 小1枚 |
| 卵 | 1/2個 |

調味料A
- めんつゆ……小さじ2
- 水……小さじ4
- マヨネーズ……小さじ2
- トマトケチャップ……小さじ1

### つくり方

**1** そうめんは食べやすい長さに切って、サラダ油をまぶす。

**2** きゅうりは皮をむき、せん切りにし、さらに食べやすい長さに切る。

**3** トマトはさっと熱湯につけて皮をむき、種を取って1cm角に切る。

**4** 卵は溶いて火にかけ、箸で混ぜながら炒り卵にする。

**5** 器に1を盛り、野菜と卵を添え、合わせた調味料Aをかける。

---

| | |
|---|---|
| エネルギー | 310kcal |
| たんぱく質 | 7.3g |
| 塩分 | 2.1g |

**栄養のポイント**
エネルギーアップをしたい場合はマヨネーズを増量してください。

### クッキングアドバイス

＊咀しゃくが十分に行えない方は、きゅうりの代わりに塩茹でしたほうれん草の葉先を細かく切って用いると食べやすくなります。また、マヨネーズの代わりに練り胡麻を使うと和風味になります。

飲み込みやすい / 体力アップ / 水分たっぷり

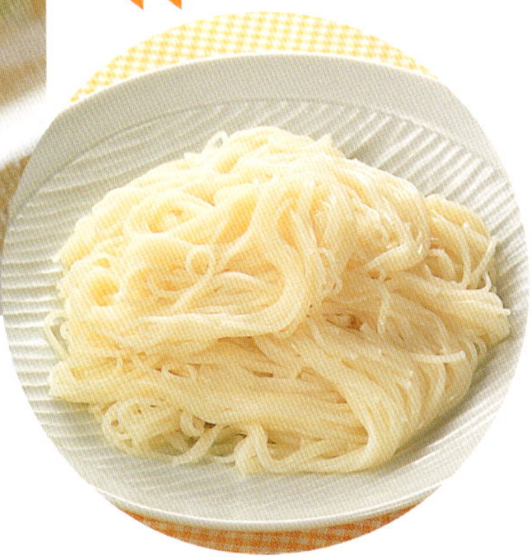

お年寄りの大好きなお刺身をアレンジ

家族の料理　まぐろの刺身

# まぐろの和風タルタル

### 材料（1人分）

まぐろの刺身 …………………… 50g
長ねぎのみじん切り ………… 5g
調味料A
- しょうが汁 ………… 小さじ1/2
- 味噌 ………………………………… 4g
- 酒 ………………………… 小さじ1/4
- しょうゆ …………… 小さじ1/4

うずらの卵 ………………………… 1個
飾り用の大葉

### つくり方

1 まぐろは粗く切ってから細かく叩き、ボールに入れて長ねぎ、調味料Aを加え、手でよく混ぜる。

2 皿に大葉をしき、形を整えて1を盛る。

3 ねぎとろの中央にくぼみをつくり、うずらの卵を入れる。

### クッキングアドバイス

*卵の白身はつるっとしてのどの通りをよくするので、うずらの卵は全卵を使用します。

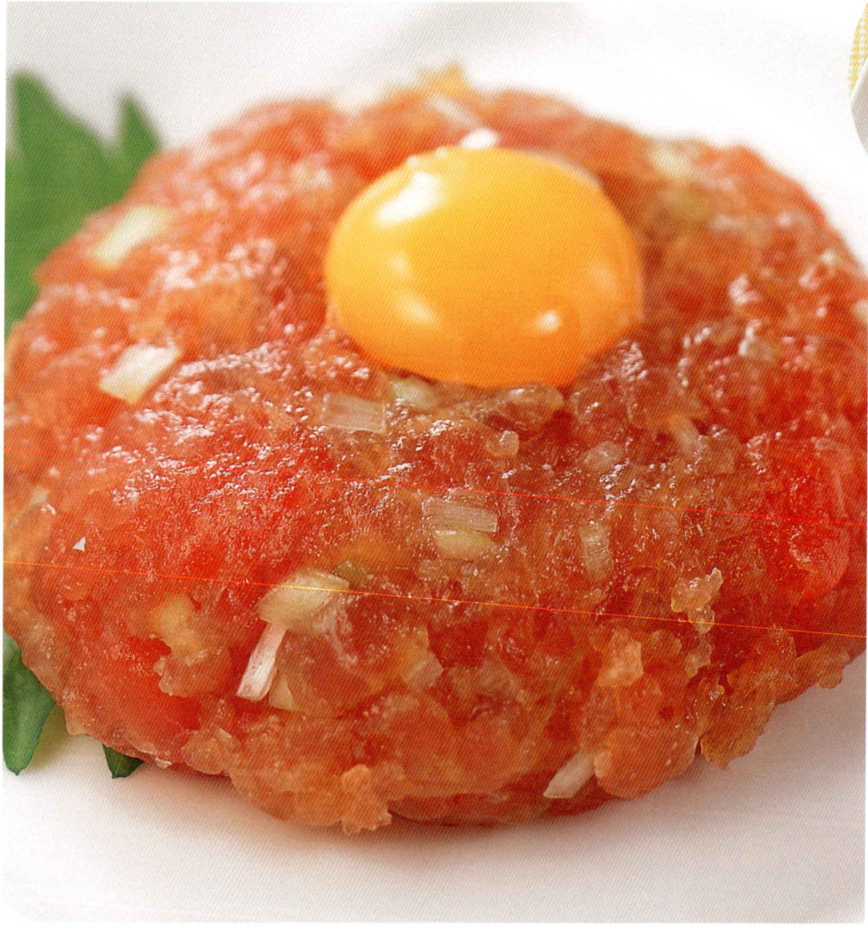

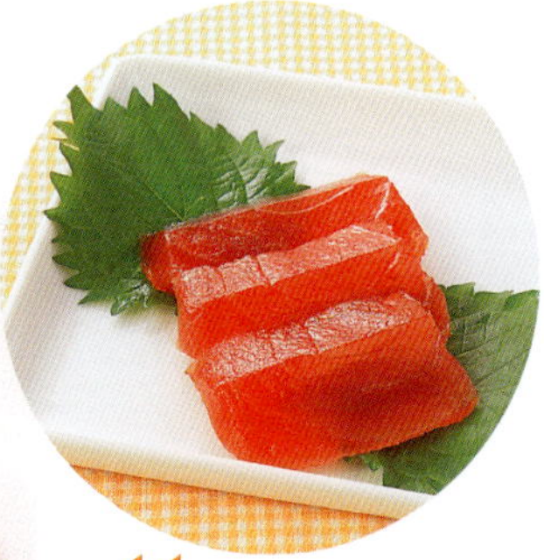

| | |
|---|---|
| エネルギー | 202kcal |
| たんぱく質 | 12.1g |
| 塩分 | 0.9g |

### 栄養のポイント

まぐろやうずらの卵は栄養価が高く、高齢者に不足しがちなたんぱく質、鉄などのミネラルが豊富。咀しゃく力や嚥下力が低下して栄養を十分にとりにくい方におすすめです。

噛みやすい

飲み込みやすい

血液サラサラ

## 食べにくいお肉を飲み込みやすく

家族の料理　しゃぶしゃぶ

# トロミ冷しゃぶ

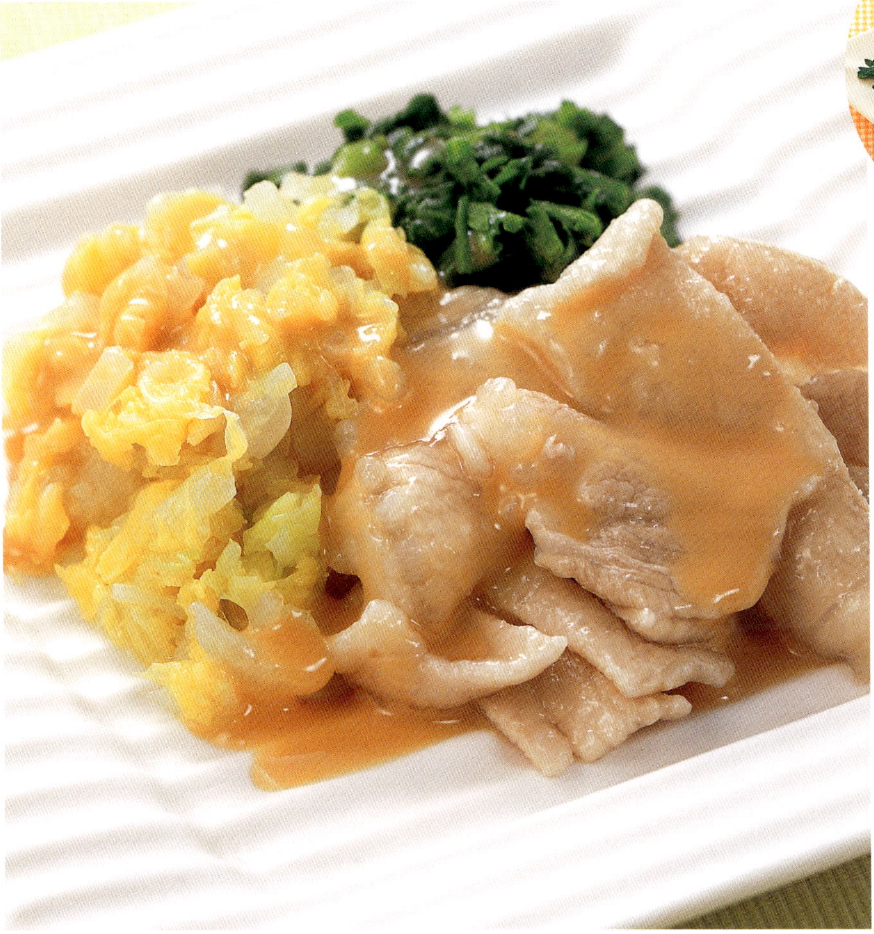

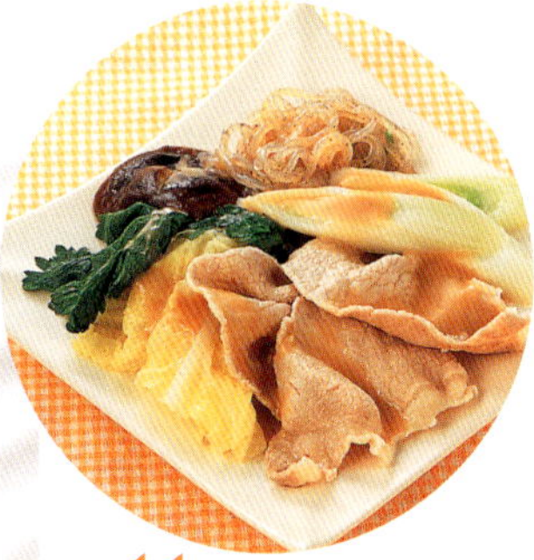

| | |
|---|---|
| エネルギー | 258kcal |
| たんぱく質 | 13.7g |
| 塩分 | 2.1g |

**栄養のポイント**

咀しゃく力、嚥下力の低下した方にとって、肉は食べにくい食品の一つですが、たんぱく質の給源食品として、ぜひとるようにしてください。豚肉はビタミンB群が豊富で、動脈硬化、疲労回復、精神安定に効果があります。

飲み込みやすい

体力アップ

抵抗力がつく

**材料（1人分）**

豚ロースしゃぶしゃぶ用…50g
片栗粉……………………大さじ1
白菜（葉先のやわらかい部分）
……………………………………50g
春菊（やわらかい葉の部分）…30g
しゃぶしゃぶ用胡麻だれ……適宜

**つくり方**

1　豚肉は1枚1枚ていねいに広げ、適当な大きさに切る。茶漉しで片栗粉をまぶす。

2　たっぷりの湯をわかし、1を入れて火を通す。

3　白菜、春菊はやわらかくゆで、みじん切りにする。

4　豚肉と白菜、春菊を盛り、胡麻だれを添える。

**クッキングアドバイス**

＊片栗粉をたっぷりまぶしてゆでると、つるっとしたのどごしになり、嚥下力の低下した高齢者でも食べやすくなります。胡麻だれは粒がなくマイルドなものを選びましょう。

天ぷらを小さく切ってさっと煮るだけ

家族の料理 天ぷら

# しっとり天丼

### 材料（1人分）

天ぷら

にんじん、かぼちゃ、

さつまいも、なす、海老など

めんつゆ …………………… 大さじ1

大根おろし …………………… 50g

水 …………………… 適宜

レトルト白粥 …………………… 130g

### つくり方

1 天ぷらは細かくきざむ。

2 鍋に天ぷら、めんつゆ、大根おろし、ひたひたの水を入れ、やわらかくなるまで煮る。

3 丼に温めた白粥を盛り、天ぷらをのせる。

### クッキングアドバイス

＊市販の天ぷらやレトルト白粥を使うとかんたんです。大根おろしを加えると、さっぱりと仕上がります。いか、あさりなどの噛み切りにくい天ぷらは避けましょう。



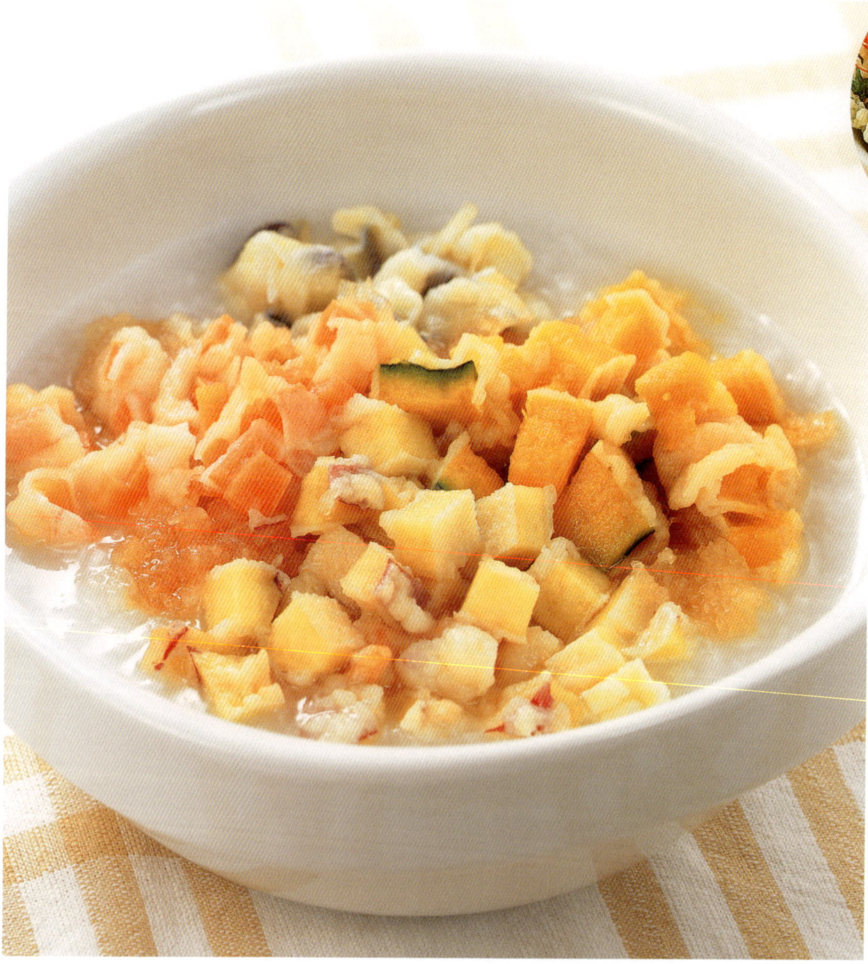

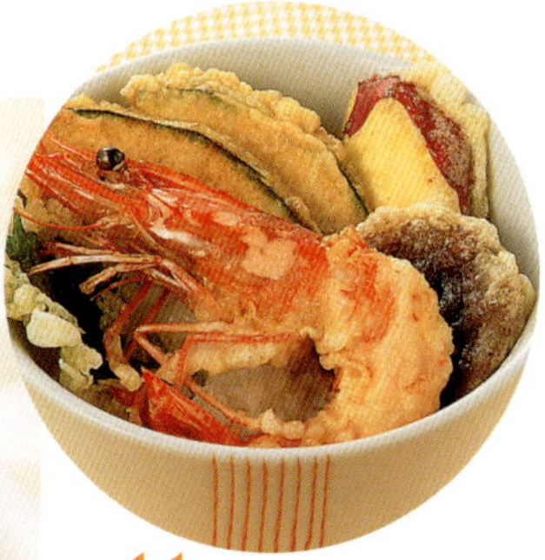

◀◀

| | |
|---|---|
| エネルギー | 252 kcal |
| たんぱく質 | 4.3 g |
| 塩分 | 1.3 g |

### 栄養のポイント

天ぷらはカロリーが高いので、エネルギーが不足しがちな高齢者におすすめです。

## 野菜を飲み込みやすくするテクニック

家族の料理　ブロッコリーすまし汁

# ブロッコリーのトロミすまし汁

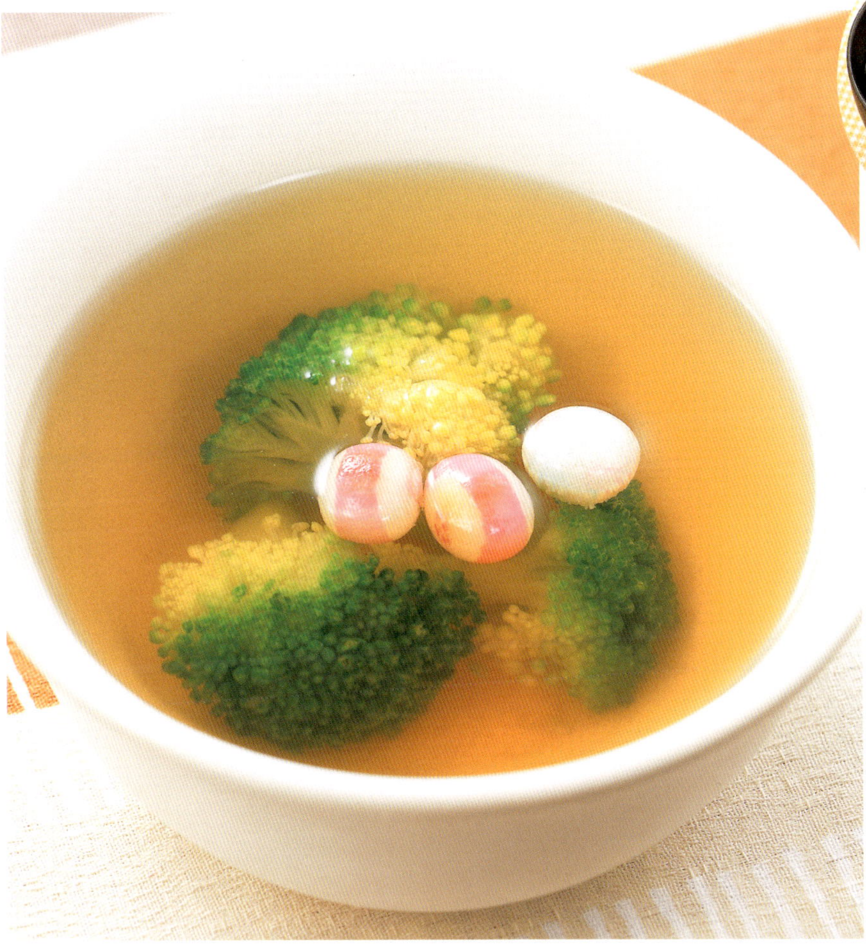

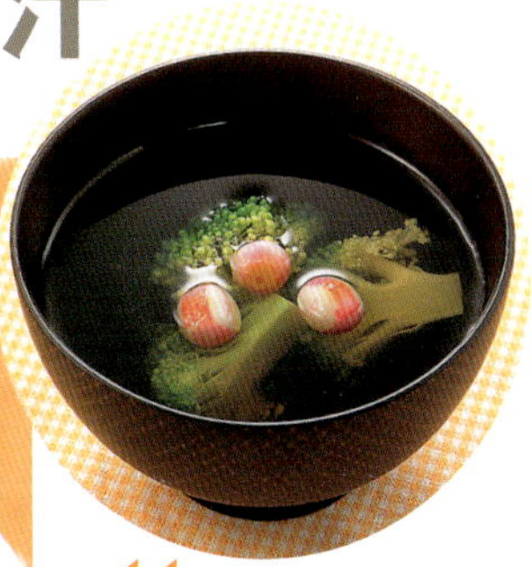

| | |
|---|---|
| エネルギー | 7 kcal |
| たんぱく質 | 0.7 g |
| 塩分 | 1.0 g |

**栄養のポイント**

ブロッコリーは栄養価の高い緑黄色野菜の一つ。中でも豊富に含まれるビタミンA（カロテン）は皮膚や粘膜を保護し、風邪などの細菌感染を予防します。先端の花の部分はやわらかく、高齢者にぴったりの野菜です。

### 材料（1人分）

- 水……150cc
- 和風だしの素（粉末）……0.5g
- 塩……0.5g
- しょうゆ……小さじ1/3
- 手まり麸……2〜3個
- ブロッコリー（花の部分）……3房
- 片栗粉……少々

### つくり方

1 水を鍋に入れて火にかけ、だしの素、塩、しょうゆで調味する。

2 手まり麸は水で戻す。

3 ブロッコリーは水洗いして片栗粉をまぶし、沸騰した汁に入れ、やわらかくなるまで煮る。

4 3を器に盛り、手まり麸を入れる。

### クッキングアドバイス

＊ブロッコリーの代わりに菜の花や好みの葉野菜でもおいしくいただけます。

「具だくさん」という意味の栄養満点スープ

家族の料理　スパゲッティ・ナポリタン

# ミネストローネ

## 材料（1人分）

スパゲッティ・ナポリタン……10g

A ┌ベーコン……5g
│玉ねぎ……20g
│にんじん……5g
└セロリ……5g

トマト……25g

サラダ油……小さじ1/2

水……カップ1

固形コンソメ……1/4個

塩……少々（0.5g）

こしょう、きざみパセリ……各少々

## つくり方

**1** スパゲッティは食べやすい長さに、Aの材料は1cm角に切る。トマトは湯むきして、皮と種を取る。

**2** 鍋にサラダ油を熱してAを炒め、水、固形コンソメを加えて煮立てる。

**3** 火を弱めてトマト、スパゲッティを加え、やわらかくなるまで煮て塩、こしょうで味を調える。

**4** スープカップに盛って、きざみパセリをちらす。

## クッキングアドバイス

＊普通に茹でためんも、煮込みなおすと食べやすくなります。野菜はキャベツ、ピーマン、じゃがいもなど、あるものでOKです。

噛みやすい

整腸作用

水分たっぷり

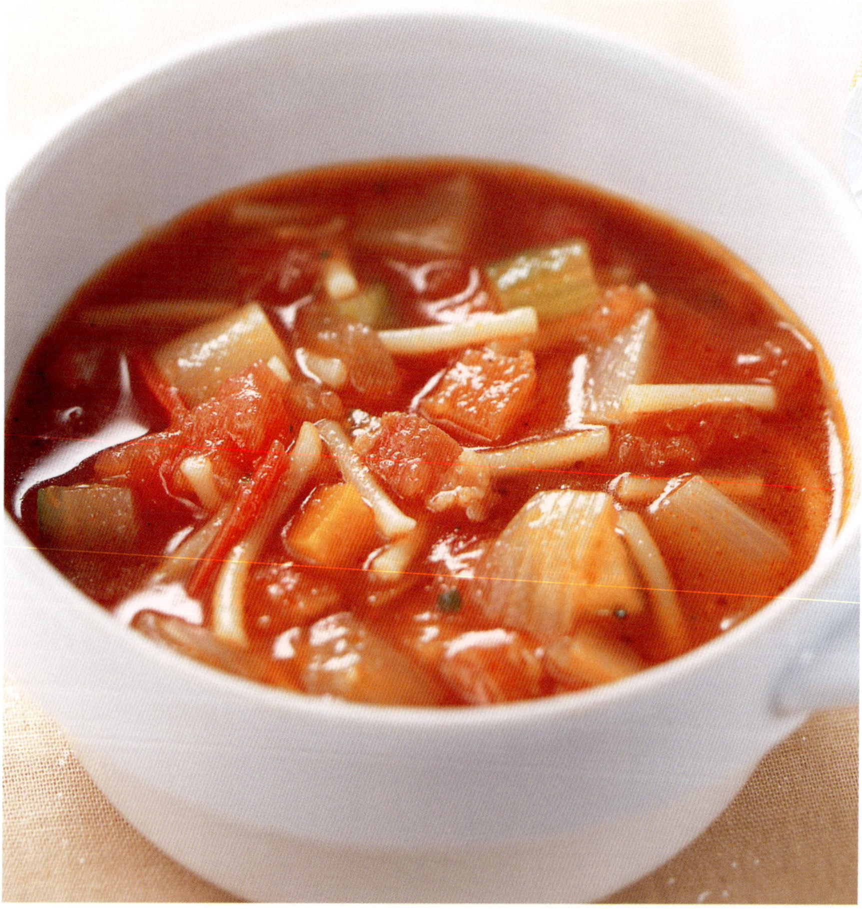

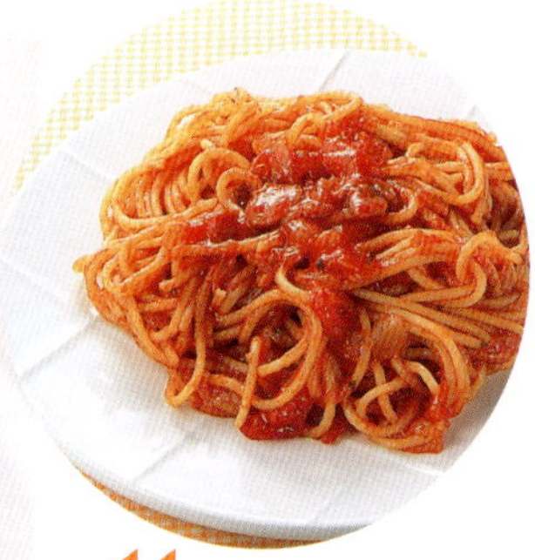

| | |
|---|---|
| エネルギー | 81 kcal |
| たんぱく質 | 2.3 g |
| 塩分 | 1.8 g |

## 栄養のポイント

小さく切った野菜にパスタが入ることでトロミがつき、エネルギーも増えます。ビタミンたっぷりの疲労回復スープです。

## マヨネーズや練り胡麻を使ってのどごしをスムーズに

家族の料理　おひたし

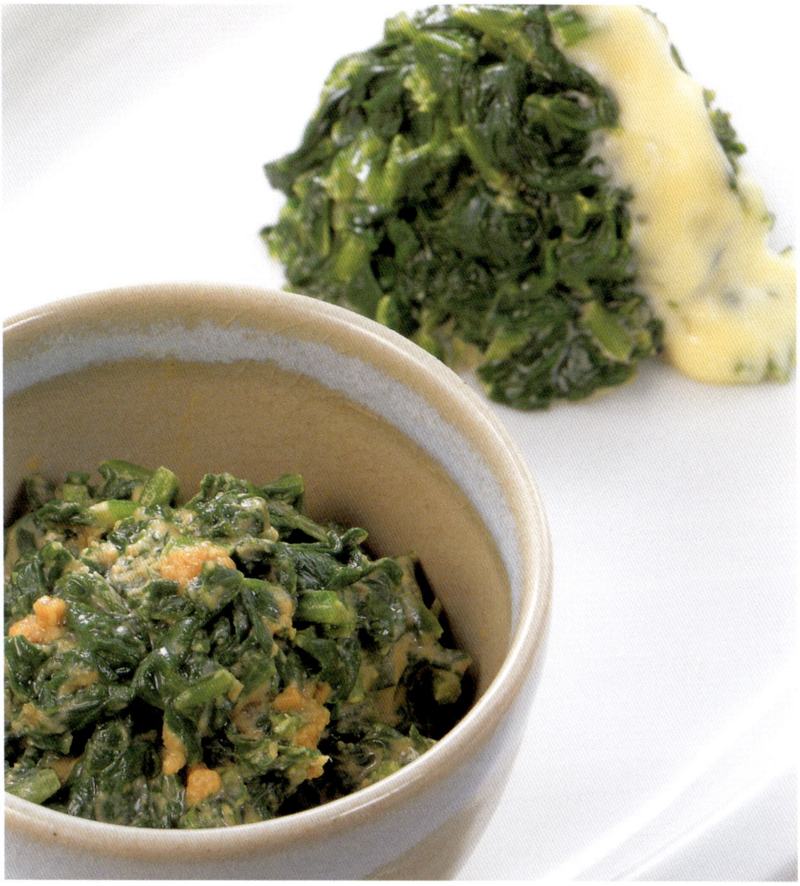

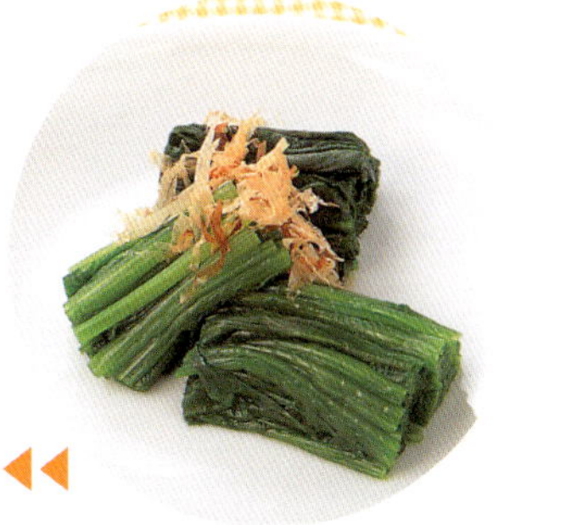

**栄養のポイント**

ほうれん草は鉄分が豊富で貧血予防に欠かせない野菜。また皮膚粘膜をつくるビタミンAも豊富で、目のトラブル、肌荒れに効果があります。この一品で1日に必要なビタミンAの約$\frac{1}{3}$がとれます。

**クッキングアドバイス**

＊ほうれん草は、電子レンジを用いると短時間でおひたしができます。ほうれん草の葉先50gをラップで包んで電子レンジに約30秒かけ、流水で冷まして水気を十分に切り、細かくきざむとかんたんです。



# ほうれん草マヨネーズ和え（奥）

**材料（1人分）**

ほうれん草のおひたし（葉先のみ）……25g
マヨネーズ……小さじ1
しょうゆ……小さじ$\frac{1}{2}$

**つくり方**

1 ほうれん草のおひたしは、細かくきざむ。
2 マヨネーズとしょうゆで和える。

| | |
|---|---|
| エネルギー | 41 kcal |
| たんぱく質 | 0.9 g |
| 塩分 | 0.4 g |

# ほうれん草の練り胡麻和え（手前）

**材料（1人分）**

ほうれん草のおひたし（葉先のみ）……25g
練り胡麻……小さじ1
めんつゆ……小さじ$\frac{1}{2}$

**つくり方**

1 ほうれん草のおひたしは、細かくきざむ。
2 練り胡麻とめんつゆで和える

| | |
|---|---|
| エネルギー | 39 kcal |
| たんぱく質 | 1.8 g |
| 塩分 | 0.3 g |

パサつく魚もしっとりコクのある一品に

家族の料理 | 魚のから揚げ

# 魚のほぐしあんかけ

### 材料（1人分）

銀だらのから揚げ ……………50g

あん

- 水 ……………………………¼カップ
- 和風だしの素（粉末）……0.5g
- 砂糖、しょうゆ ……各小さじ1
- おろししょうが…………少々
- 片栗粉…………………………少々

オクラ ………………………………1本

### つくり方

**1** 銀だらの骨や固い部分を除き、粗めにほぐす。

**2** 片栗粉以外のあんの材料を煮立て、オクラの小口切りを加えてさっと煮て、水溶き片栗粉でトロミをつける。

**3** 銀だらにあんをかける。

### クッキングアドバイス

＊銀だらの他に、ひらめ、まだい、むつなどの白身魚でもつくれます。揚げた玉ねぎを添えるとさらに美味。玉ねぎはくし形に薄く切り、180度の油で揚げ、ほぐした魚の上にのせてあんをかけます。

噛みやすい
飲み込みやすい
体力アップ

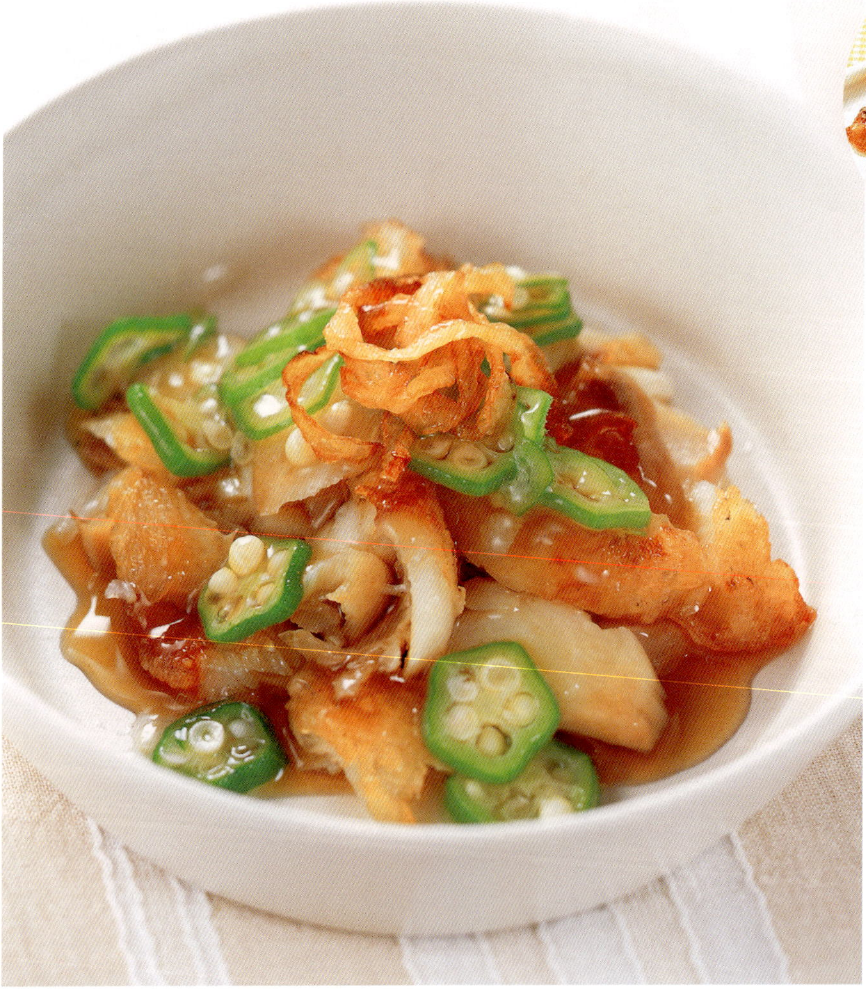

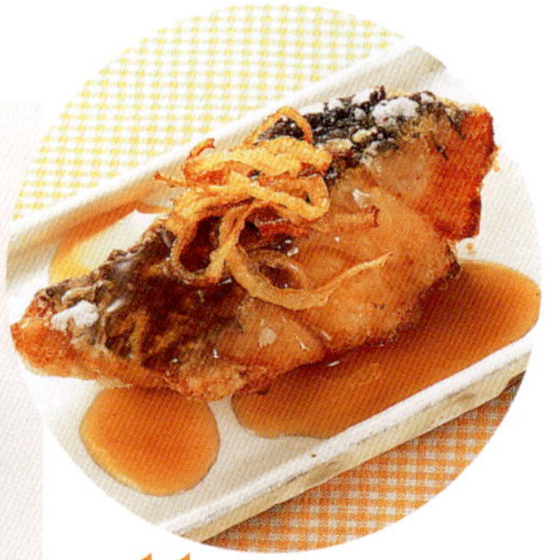

◀◀

| | |
|---|---|
| エネルギー | 199 kcal |
| たんぱく質 | 9.0 g |
| 塩分 | 1.5 g |

### 栄養のポイント

たらは低脂肪、高たんぱくで、胃腸を温め、血行をよくし、冷え症、風邪予防、体力のない方にぴったりの食材です。

ごはんが瞬間芸で白粥に

家族の料理　ごはん

# クイック粥

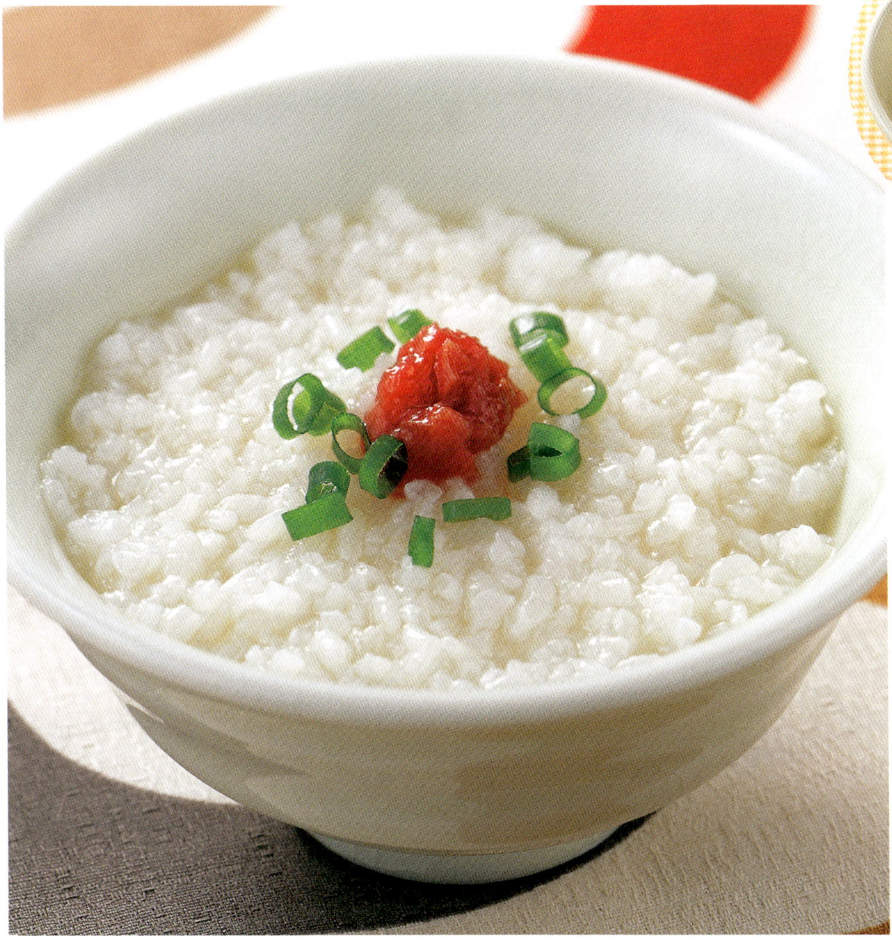

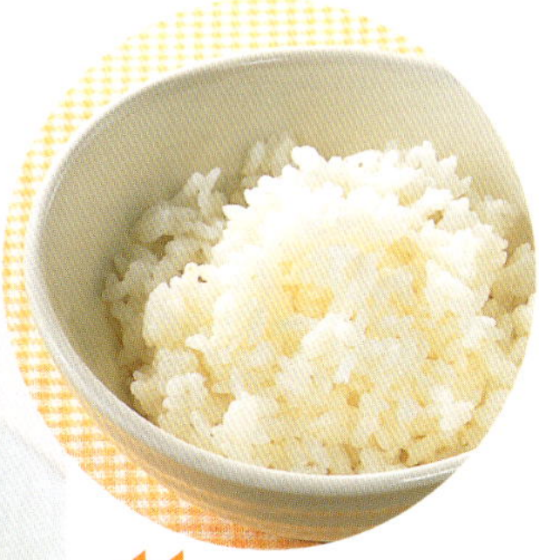

| | |
|---|---|
| エネルギー | 101 kcal |
| たんぱく質 | 1.5 g |
| 塩分 | 0.1 g |

**栄養のポイント**

玄米ごはんでつくると食物繊維の量が増えます。

噛みやすい

飲み込みやすい

### 材料（1人分）

ごはん……60g
熱湯……大さじ4
塩……少々

### つくり方

1　フードプロセッサーに全ての材料を入れ、なめらかなペースト状にする。状態は、体調に合わせる。のりつくだ煮、梅肉たたき、万能ねぎ小口切り、すり胡麻など（分量外）を添える。

### クッキングアドバイス

＊ごはんは熱々を使ってください。玄米ごはんでも同様に粥がつくれます。むせがある時は、梅干しなど酸味の強いものは避けて下さい。熱湯の代わりに熱々のだし汁、スープなどでつくると風味が増します。

冷凍果物があれば、とってもかんたん

家族の料理 | 生の果物

# メロンシェイク

噛みやすい　飲み込みやすい　塩分ひかえめ　水分たっぷり　カルシウムたっぷり

| | |
|---|---|
| エネルギー | 123 kcal |
| たんぱく質 | 3.8 g |
| 塩分 | 0 g |

**材料（1人分）**

メロン（種、皮を除いた正味）…100g
牛乳 ……… $\frac{1}{2}$カップ
砂糖 ……… 大さじ1

**つくり方**

1 メロンは2cm程度に切り、ラップに重ならないように並べて包み、冷凍する。

2 全ての材料をフードプロセッサーに入れてなめらかなペースト状にする。

**クッキングアドバイス**

＊メロンの他、いちご、パパイヤ、キウイフルーツなど、好みの果物で応用可能。冷凍さえしておけば、食べたい時にすぐつくることができます。

**栄養のポイント**

メロンは果物の中でも特にカリウムが豊富で、ナトリウムを排出させる効果があります。牛乳は骨粗しょう症予防に欠かせないカルシウムが吸収されやすい状態で、豊富に含まれています。

レンジを使えば固い果物もあっという間にやわらかいコンポートに

家族の料理 | 生の果物

# レンジコンポート

塩分ひかえめ　整腸作用

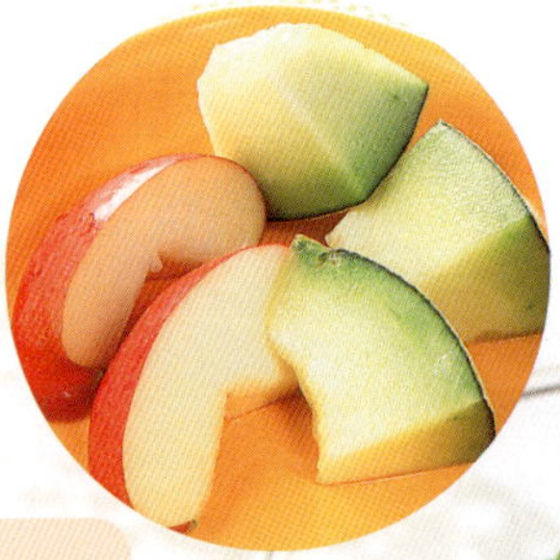

**材料（1人分）**

りんご（芯を除いた正味で60g）
……… 約$\frac{1}{3}$個
白ワイン ……… 小さじ1
ソース
プレーンヨーグルト…大さじ1
オリゴ糖 ……… 小さじ1
飾り用のディル

| | |
|---|---|
| エネルギー | 51 kcal |
| たんぱく質 | 0.6 g |
| 塩分 | 0 g |

**栄養のポイント**

ソースに使っているヨーグルト、オリゴ糖には整腸作用があります。便秘がちな方には特におすすめです。

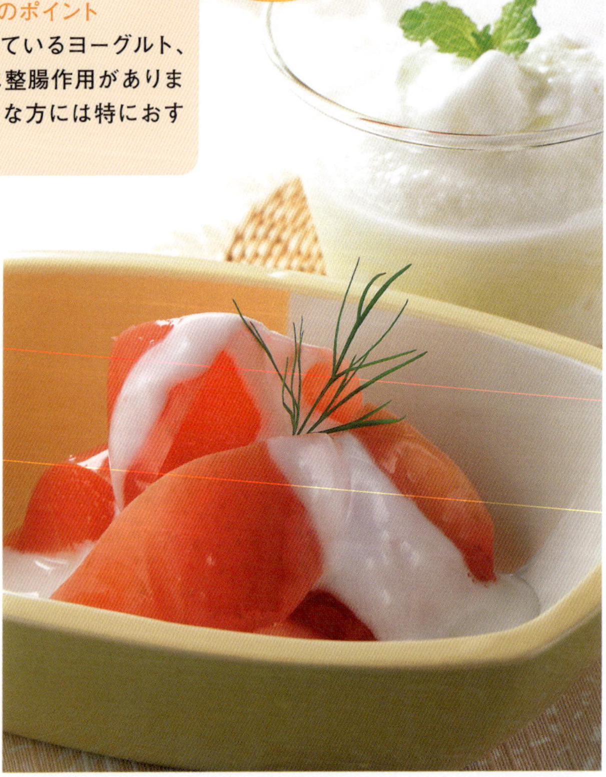

**つくり方**

1 りんごは皮つきのまま乱切りにする。

2 ポリ袋にりんごと白ワインを入れて袋をひねってゆるく閉じ、電子レンジに1分半かける。

3 袋ごと冷水に漬け、粗熱を取る。

4 ソースの材料と袋の中の汁を合わせる。

5 りんごを器に盛り、4をかけ、ハーブを飾る。

**クッキングアドバイス**

＊噛みにくい時はりんごの皮を除いて下さい。加熱後に、指でかんたんにむくことができます。りんごは色がきれいに出る、紅玉、むつなどがおすすめ。パパイヤ、ももでも同じ方法でやわらかくすることができます。

第2章

# 家族も一緒に食べられる

同じ料理を食べながら「おいしいね」と
会話を交わすことは、とても大切。
それだけで食欲もわいてきます。
介護食はすべてが特別な料理ではありません。
誰でもおいしく食べられる
優れた料理もたくさんあります。

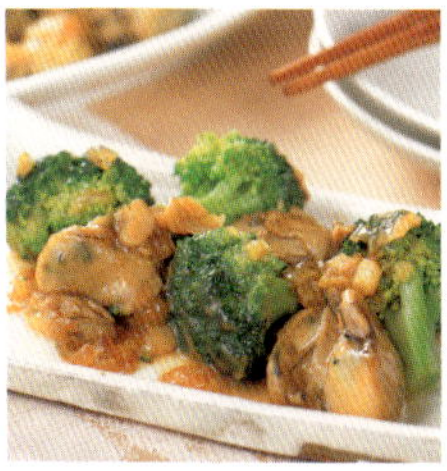
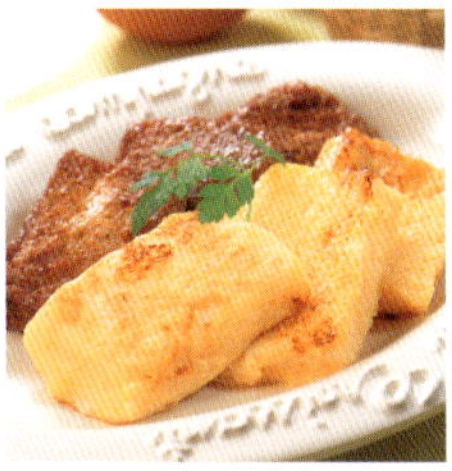
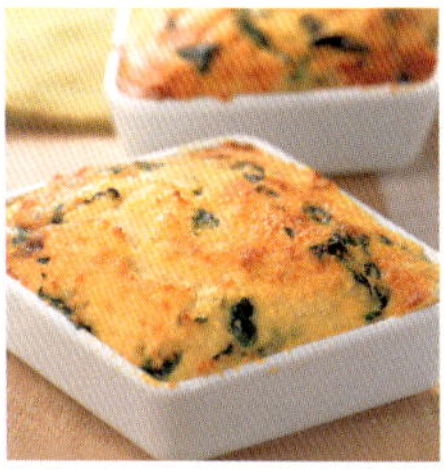
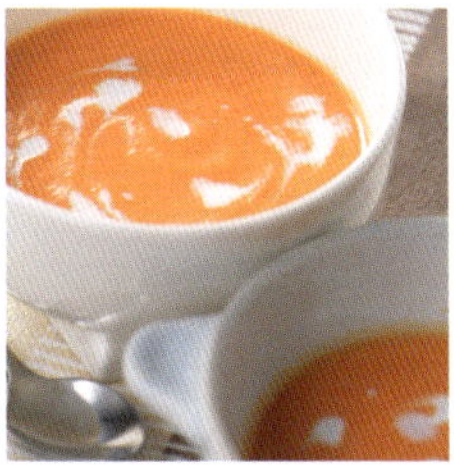
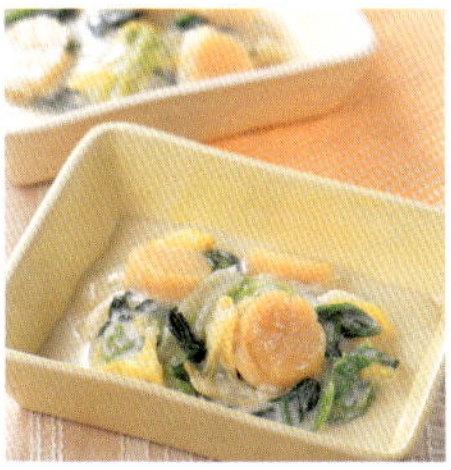
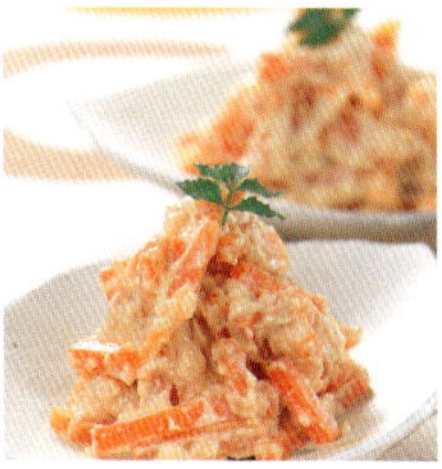
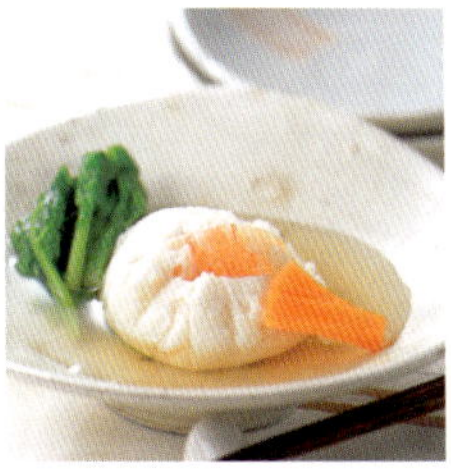
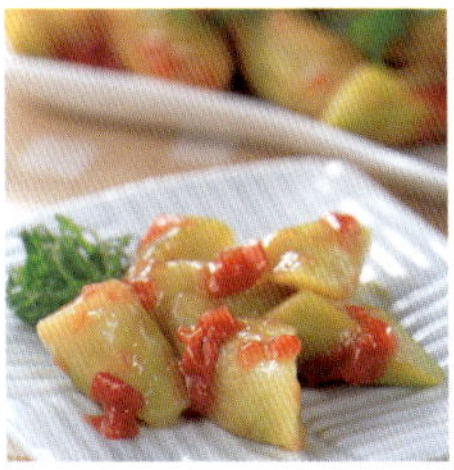
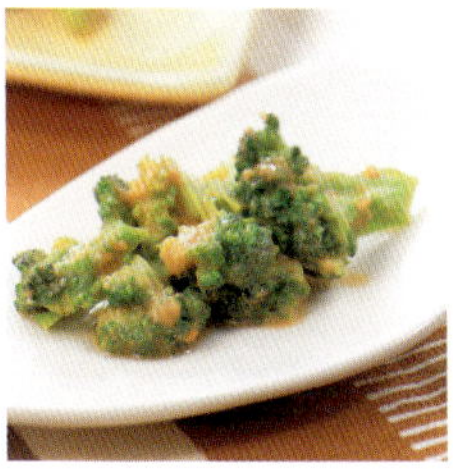
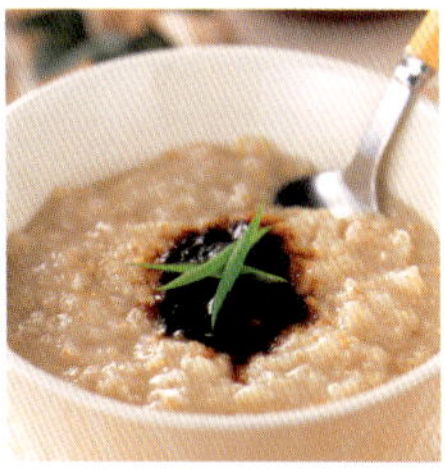
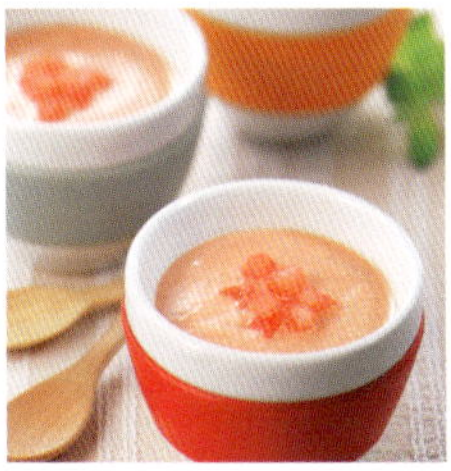
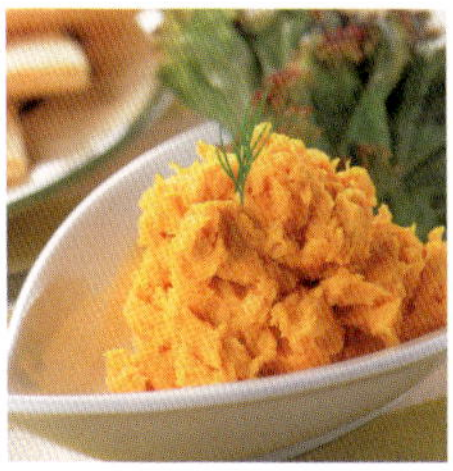
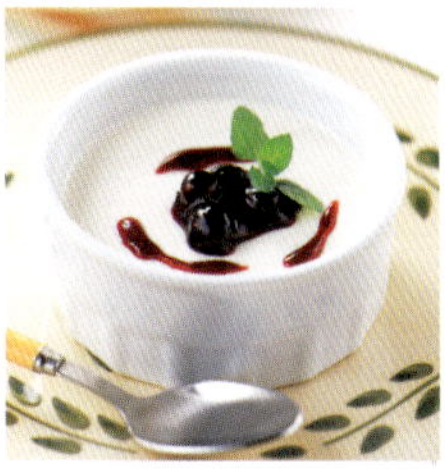

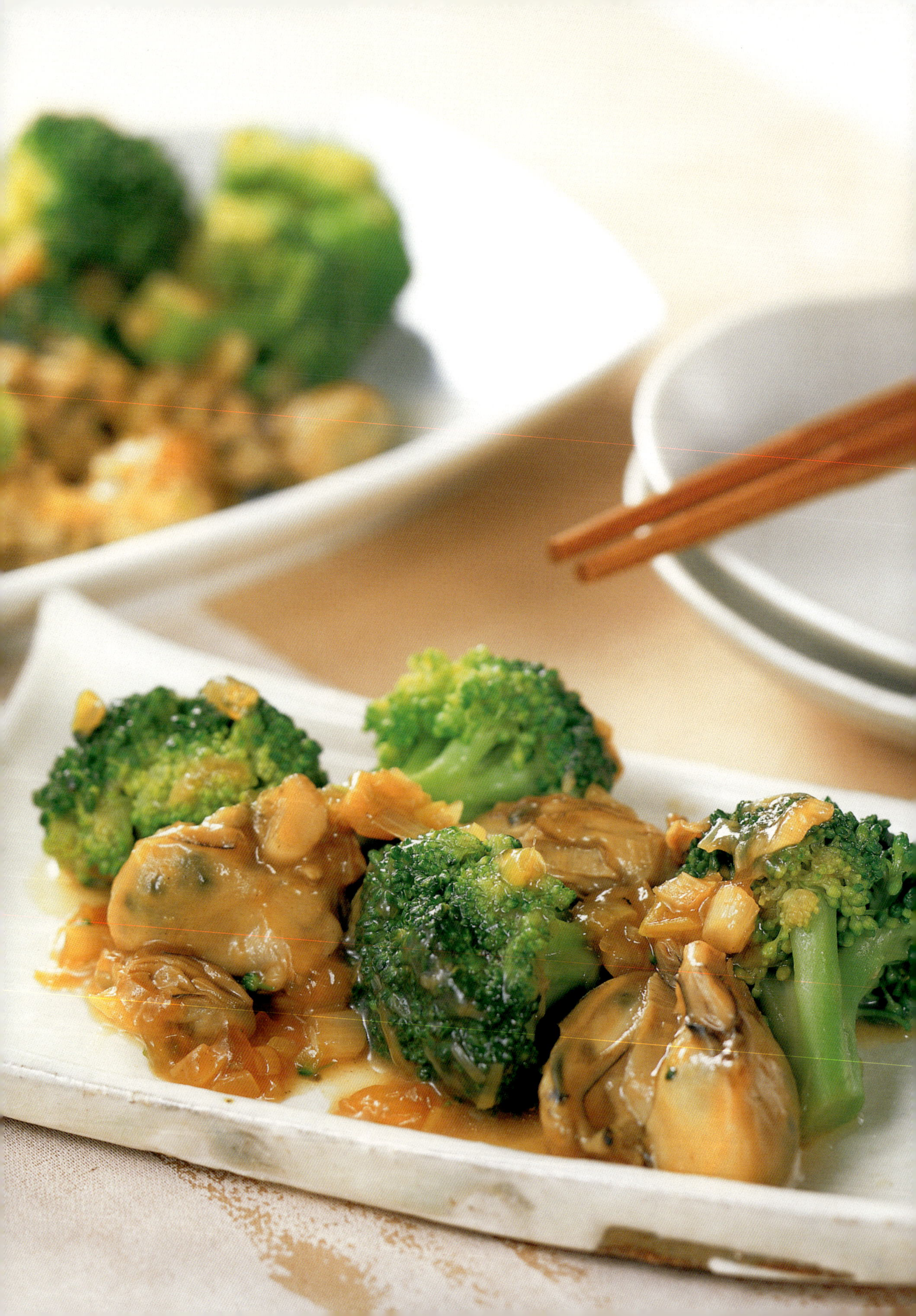

### 褥そう予防の亜鉛たっぷり

# 牡蠣ブロッコリー炒め

**材料（1人分）**

牡蠣 ……… 60g
下味
- おろししょうが …… 小さじ1
- 酒 ……… 大さじ1
- こしょう ……… 少々

ブロッコリー（花の部分）… 50g
胡麻油 ……… 小さじ1
長ねぎのみじん切り ……… 10g
オイスターソース … 小さじ½
しょうゆ ……… 小さじ½
水 ……… 大さじ1
- 水 ……… 小さじ1
- 片栗粉 ……… 小さじ½

| | |
|---|---|
| エネルギー | 120 kcal |
| たんぱく質 | 6.8 g |
| 塩分 | 1.8 g |

**栄養のポイント**

牡蠣の亜鉛含有量はダントツ。手に入らない時期は、塩分、エネルギーは上がりますが、亜鉛がさらに多い缶スモークオイスターで作っても。

**つくり方**

1 牡蠣は塩水でよく洗い、水気をふいて下味の材料をもみ込む。ブロッコリーは花部を小房に分け、やわらかく下ゆでしてざるに取る。

2 フライパンに胡麻油と長ねぎを入れて中火にかけ、軽く炒めたら1を汁ごと加え、オイスターソース、しょうゆ、水を加えて蓋をし、1分程蒸し焼きして牡蠣に火を通す。

3 水で溶いた片栗粉を加えてトロミをつける。牡蠣の固い部分を調理ばさみで除き、皿に盛る。

**クッキングアドバイス**

＊牡蠣の中心はやわらかいですが、周囲が固くなりやすいので、取り除いて食べやすくします。

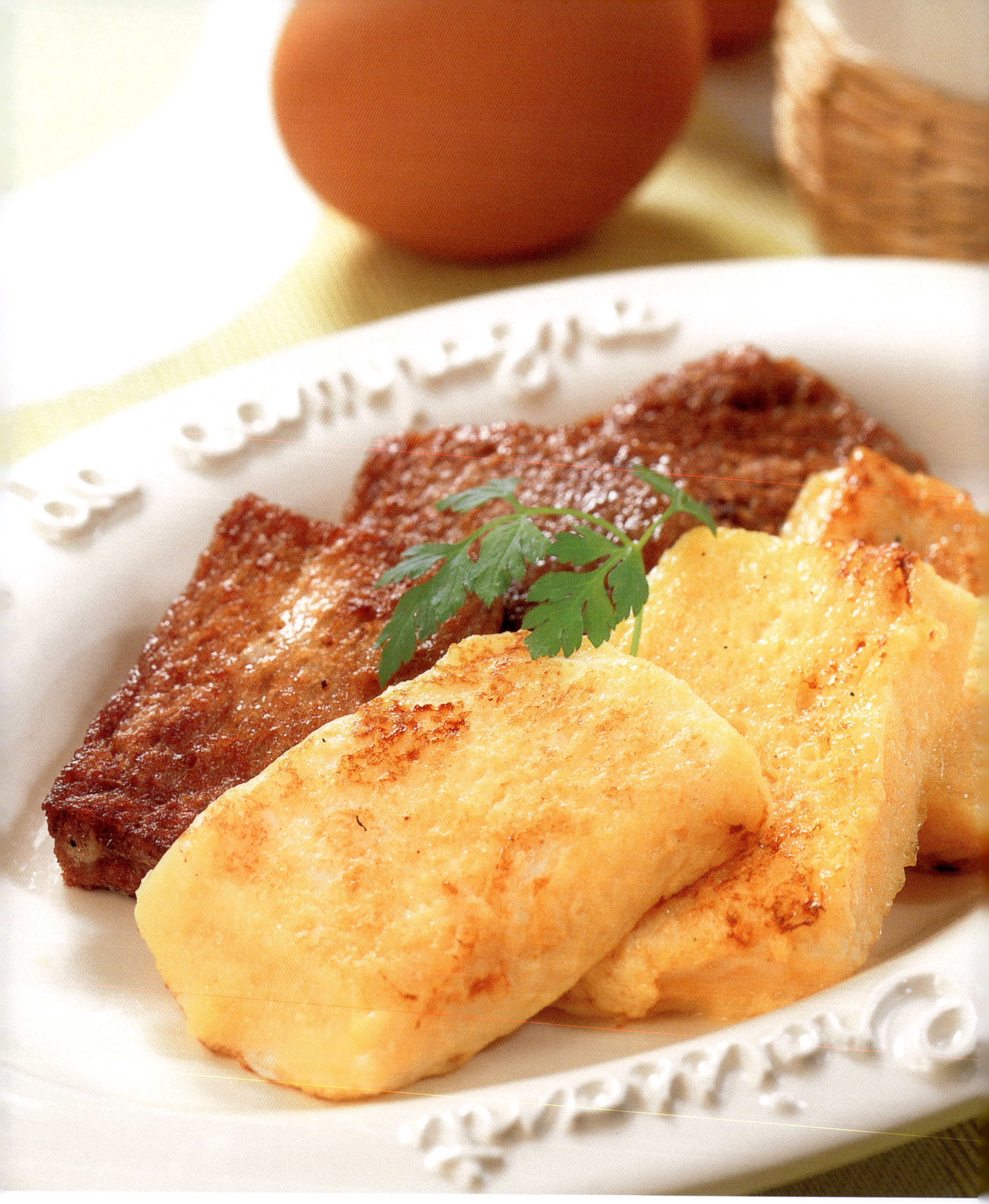

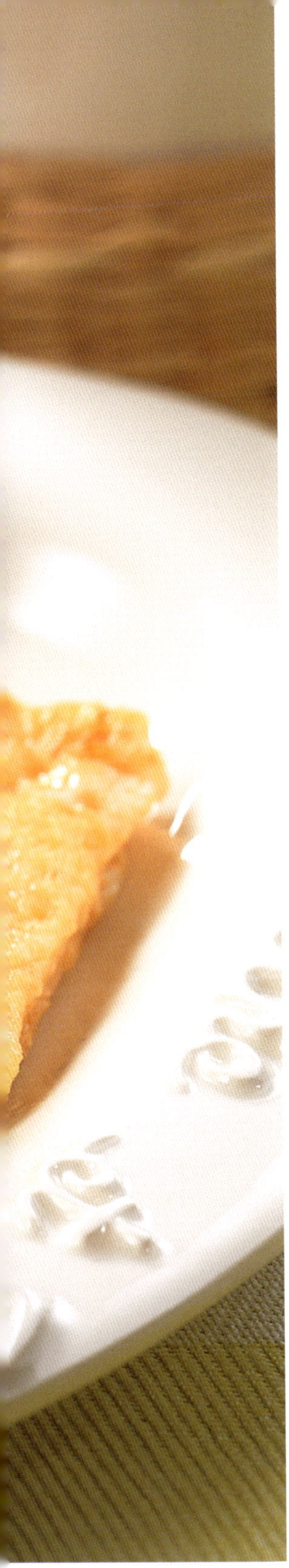

これ一品でごはん2杯分のエネルギー！

# ふんわりフレンチトースト

材料（1人分）

| | |
|---|---|
| 卵 | 50g（1個） |
| 砂糖 | 10g |
| 牛乳 | 80cc |
| バター | 10g |
| ココア（粉末） | 1g（小さじ$\frac{1}{2}$） |
| 食パン（耳を除いた8枚切1枚分） | 30g |
| 飾り用のイタリアンパセリ | |

| | |
|---|---|
| エネルギー | 325 kcal |
| たんぱく質 | 11.9 g |
| 塩分 | 0.9 g |

**栄養のポイント**

少量でエネルギー、たんぱく質が多くとれるので少食の方に向いています。エネルギーはごはん2杯分に相当します。

つくり方

1 ボールに卵、砂糖、牛乳を入れ、よく混ぜる。

2 バット2つに1を半分ずつ入れ、片方にココアを混ぜる。

3 6等分した食パンをひたし、バターを溶かしたフライパンで少し焦げ目がつくように弱火で焼く。

クッキングアドバイス

＊食パンはパサパサして嚥下力が弱っている方には食べにくいですが、フレンチトーストにすれば食べやすくなります。

＊牛乳の代わりに濃厚流動食のエンシュアリキッド、テルミール（106ページ参照）などでもつくれます。

嚙み やすい

飲み込み やすい

体力 アップ

カルシウム たっぷり

こんがりとした焼き色が香ばしい

# おから入り千草焼き

### 材料（1人分）

- にんじん ………… 3g
- きくらげ ………… 1g
- ほうれん草の葉先 ………… 5g
- サラダ油 ………… 小さじ1/5
- 水 ………… 大さじ1
- めんつゆ ………… 小さじ1/2
- おから ………… 25g
- 卵 ………… 1/2個
- 牛乳 ………… 小さじ1
- 塩 ………… 小さじ1/10
- 砂糖 ………… 小さじ1/2
- サラダ油 ………… 小さじ1/2
- 卵黄 ………… 少々

### つくり方

1 にんじん、きくらげ（水で戻す）はせん切り、ほうれん草は細かく切る。

2 油を熱したフライパンで1をさっと炒め、水、めんつゆを入れて、にんじんがやわらかくなるまで煮る。汁気を切って冷ます。

3 2におから、溶き卵、牛乳を混ぜ、塩、砂糖で調味する。

4 耐熱器にサラダ油をぬり、3を入れ、電子レンジに2分かける。

5 卵黄を出来上がった表面にぬり、オーブントースターで1分焼く。

### クッキングアドバイス

＊牛乳を加えると、なめらかさが出ます。

＊嚥下困難な方は、めんつゆ小さじ1、水大さじ1を煮立て、水溶き片栗粉であんをつくってかけると食べやすくなります。

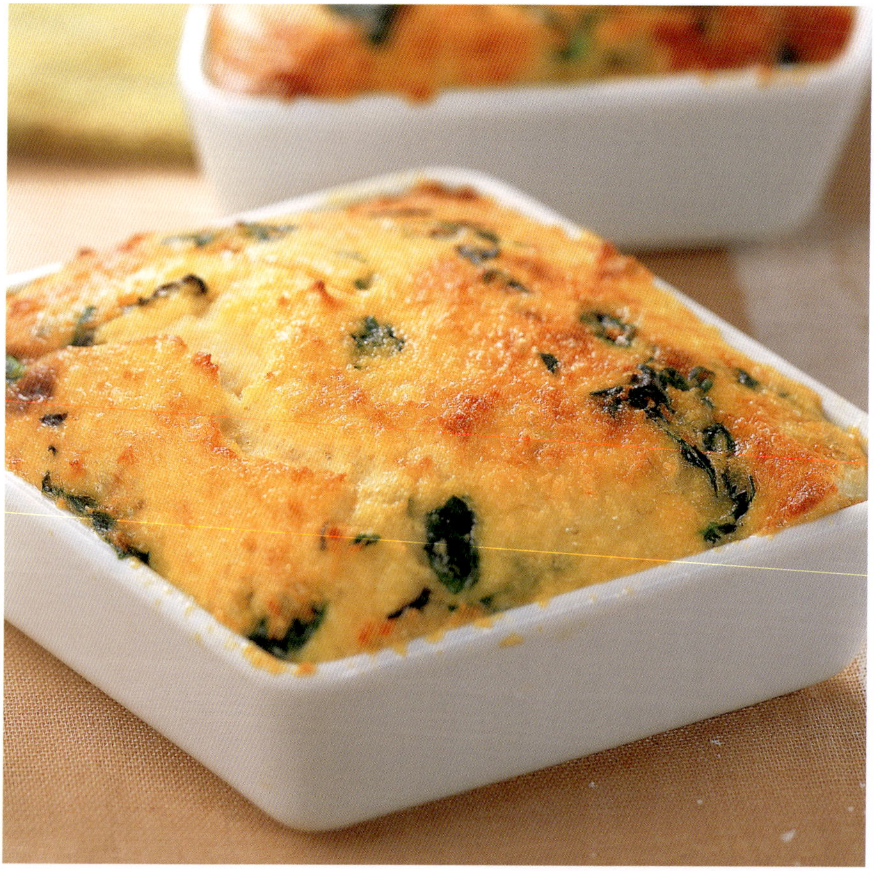

| | |
|---|---|
| エネルギー | 102kcal |
| たんぱく質 | 5.0g |
| 塩分 | 0.9g |

**栄養のポイント**

食物繊維が豊富で、便秘解消に好適な一品です。

隠し味の白味噌がポイント
# 和風キャロットスープ

| エネルギー | 93 kcal |
| たんぱく質 | 3.9 g |
| 塩分 | 1.3 g |

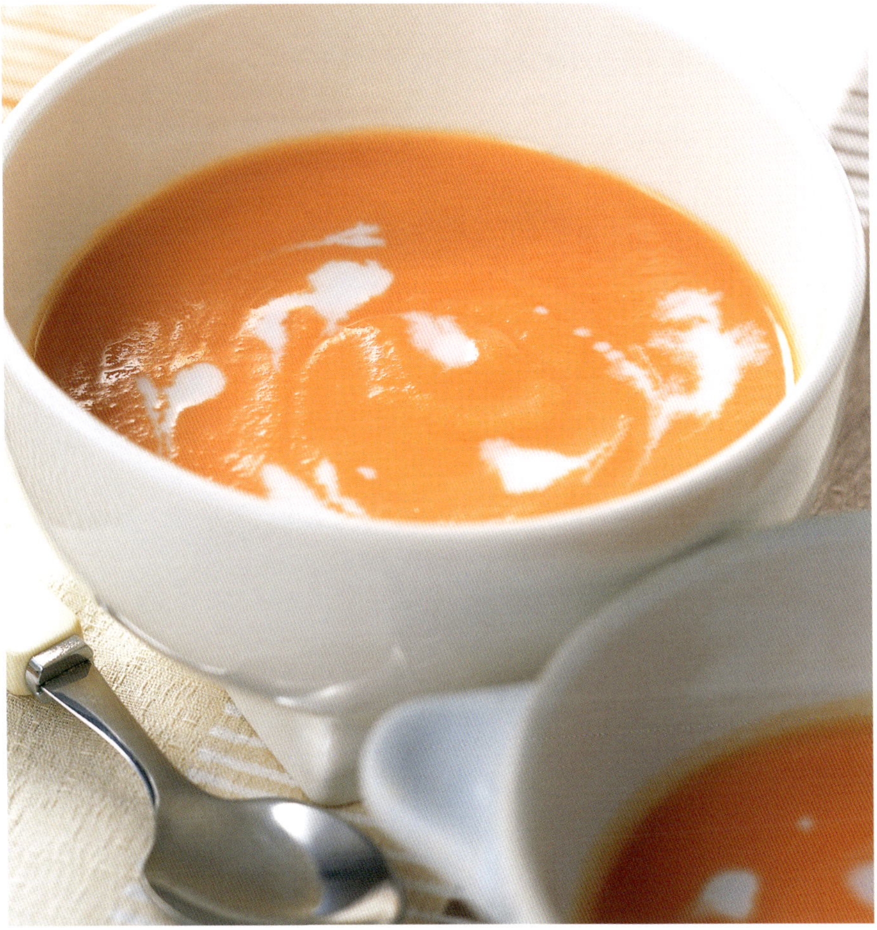

**栄養のポイント**
にんじんに含まれる豊富なカロテンは加熱すること、油脂分のある食品と組み合わせることで吸収率がアップします。
ここでは牛乳の脂肪分で吸収が促進されます。
生クリームやバターを使わないのでエネルギーは低めです。

噛みやすい
飲み込みやすい
抵抗力がつく

## 材料（1人分）
にんじん（皮を除いた正味）
……………………… 50g
牛乳ミックス
　┌ 白味噌（甘味噌）… 小さじ1
　│ 和風だしの素（粉末）
　│ ……………… 小さじ¼
　└ 牛乳 …………… 大さじ5
コーヒークリーム…… 5cc入り1個

## つくり方
**1** にんじんを5mm厚さの輪切りにし、ラップで包み、電子レンジに3分かける。
**2** その間に牛乳ミックスの材料を耐熱器に入れて混ぜ、電子レンジに40秒かける。
**3** にんじんをフードプロセッサーに粗くかけ、2を加えてなめらかなペースト状にする。
**4** 器に注ぎ、コーヒークリームをかける。

## クッキングアドバイス
＊牛乳の代わりに豆乳でつくっても美味。
＊野菜は、ブロッコリーやカリフラワーでもOK。
＊夏は冷やすと、さらに飲みやすくなります。

淡泊な素材をやさしいトロミのホワイトソースで

# 白菜とホタテのクリーム煮

### 材料（1人分）

| | |
|---|---|
| 白菜（葉1/2枚） | 70g |
| ほうれん草 | 5g |
| ホタテ | 40g |
| サラダ油 | 1g |
| 塩、こしょう | 各少々 |
| ホワイトソース缶 | 30g |
| 牛乳 | 50cc |

### つくり方

1 白菜、ほうれん草は適当な大きさに切る。ホタテは横半分に切る。

2 鍋に油をしき、ホタテ、白菜、ほうれん草を炒め、塩、こしょうをする。

3 ホワイトソース、牛乳を加え、白菜がやわらかくなるまで煮る。

### クッキングアドバイス

＊市販のホワイトソース缶を使うと、洋風はもちろん、中華風にも利用できます。使い切れない時は、保存用の容器に入れ代え、冷凍保存します。

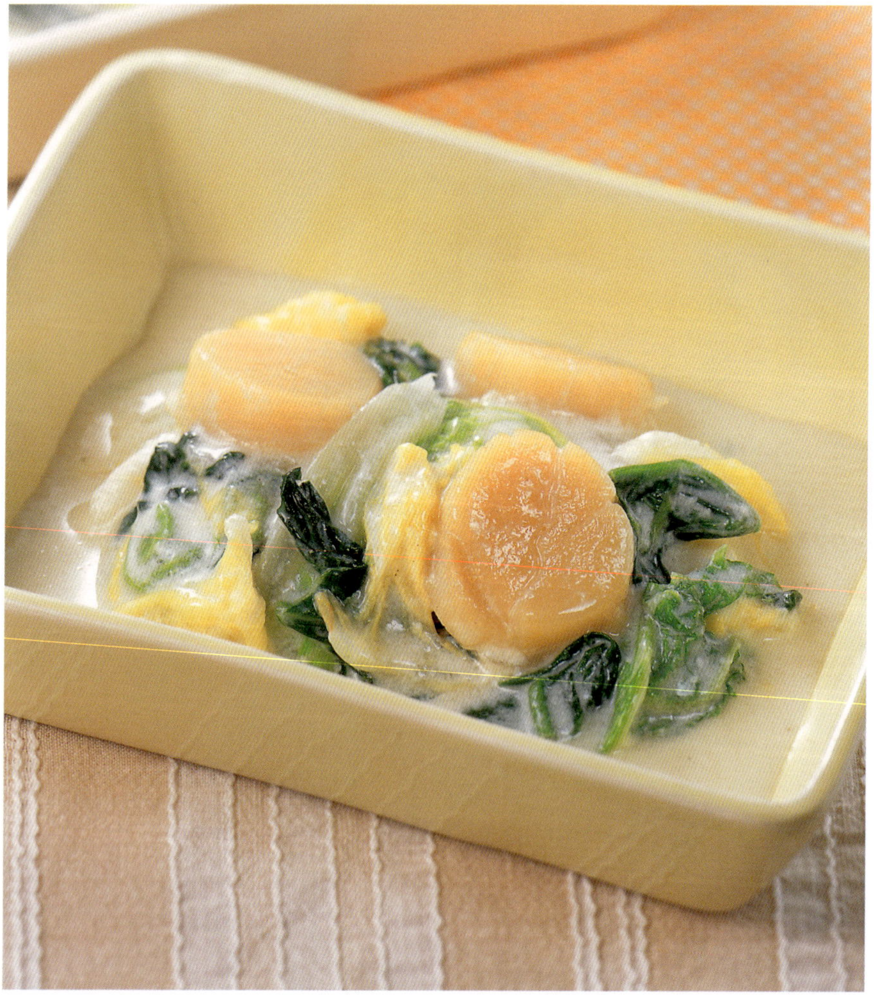

| | |
|---|---|
| エネルギー | 65 kcal |
| たんぱく質 | 8.1 g |
| 塩分 | 0.7 g |

### 栄養のポイント

高たんぱく質、低カロリーのホタテには、タウリンが豊富に含まれて血圧を正常に保つ、血中のコレステロールを下げる、心臓強化など、体の細胞の状態を正常に戻そうとする働きをします。

ホタテ1日1〜2個で大人1人が必要な栄養を摂取できます。

混ぜるだけでできる超かんたん版
# クイック白和え

| エネルギー | 67 kcal |
| たんぱく質 | 3.4 g |
| 塩分 | 1.0 g |

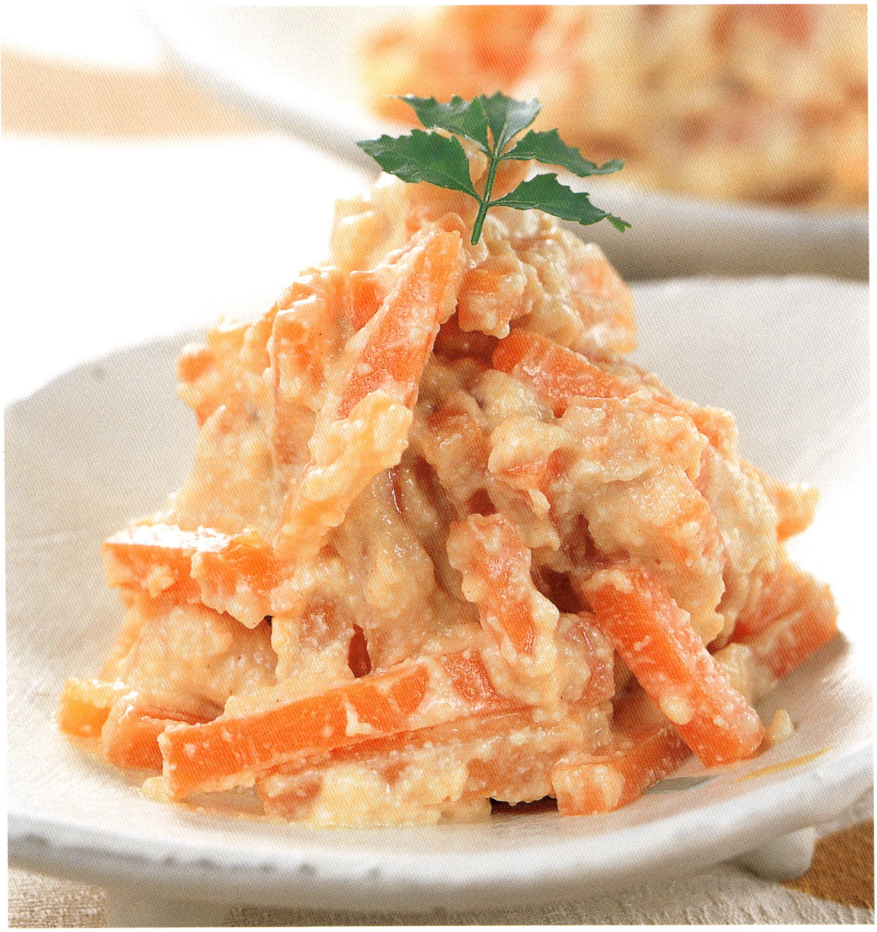

**栄養のポイント**
にんじんや青菜は免疫力を高めるカロテン（体内でビタミンAに変わる）が豊富です。

噛みやすい

抵抗力がつく

### 材料（1人分）
にんじん（皮をむいた正味）
　………………………… 30g
だし汁 ……………… 大さじ3
和え衣
　┌ 絹豆腐 …………… 20g
　│ ピーナッツバター
　│　………… 小さじ1弱（5g）
　│ 白味噌（甘味噌）
　└　………… 小さじ1強（7g）
飾り用の木の芽

### つくり方
**1** にんじんはマッチ棒大の細切りにし、小さな耐熱器に入れてだし汁をかけ、ラップで落とし蓋をし、電子レンジに3分かける。
**2** 小さな容器に和え衣の材料を入れ、小さな泡立て器で均一に混ぜる。
**3** 2と水気を切ったにんじんを和える。

### クッキングアドバイス
＊ピーナッツバターは油脂分が多いので、和え衣に使うと嚥下しやすくなります。メーカーによって味が異なるので、好みで量を加減してください。また、練り胡麻を使ってもおいしくできます。その場合は好みで砂糖を足して下さい。
＊にんじんの代わりにやわらかくゆでた青菜、ワカメなどを使ってもOK。

ふっくらやわらか、上品なだし汁をかけて

# 海老のクイックしんじょ

**材料（1人分）**

| | |
|---|---|
| 海老 | 中2尾 |
| はんぺん | 1/3枚 |
| 卵白 | 1/3個 |
| 片栗粉 | 大さじ1 |
| にんじん | 10g |
| ほうれん草の葉先 | 10g |
| 水 | カップ1/2 |
| 和風だしの素（粉末） | 小さじ1/5 |
| 調味料A | |
| 　酒 | 小さじ1 |
| 　塩 | 少々 |
| 　薄口しょうゆ | 小さじ1/2 |

**つくり方**

1 海老は殻、背わたを取り、飾り用1/3尾分を残し、細かく切る。はんぺんは1cm角に切る。

2 フードプロセッサーに1、卵白、片栗粉を入れてペースト状にする。

3 2と飾り用の海老をラップにのせて形を整え、電子レンジに3分かける。

4 にんじんは3cm長さの短冊に切り、ラップに包んで電子レンジに40秒かける。ほうれん草は茹でて3cm長さに切る。

5 鍋に分量の水とだしの素を入れて加熱し、調味料Aで味を調え、3をさっと煮る。

6 器に海老しんじょを盛り、汁を入れ、にんじん、ほうれん草を添える。

**クッキングアドバイス**

*海老の背わたは竹串や楊枝などで必ず取って下さい。
*海老の臭みが気になる時は、塩、片栗粉、水（各大さじ1）の中で軽くもみ、流水で洗って下さい。
*海老の代わりにホタテでも美味。

噛みやすい
体力アップ
水分たっぷり

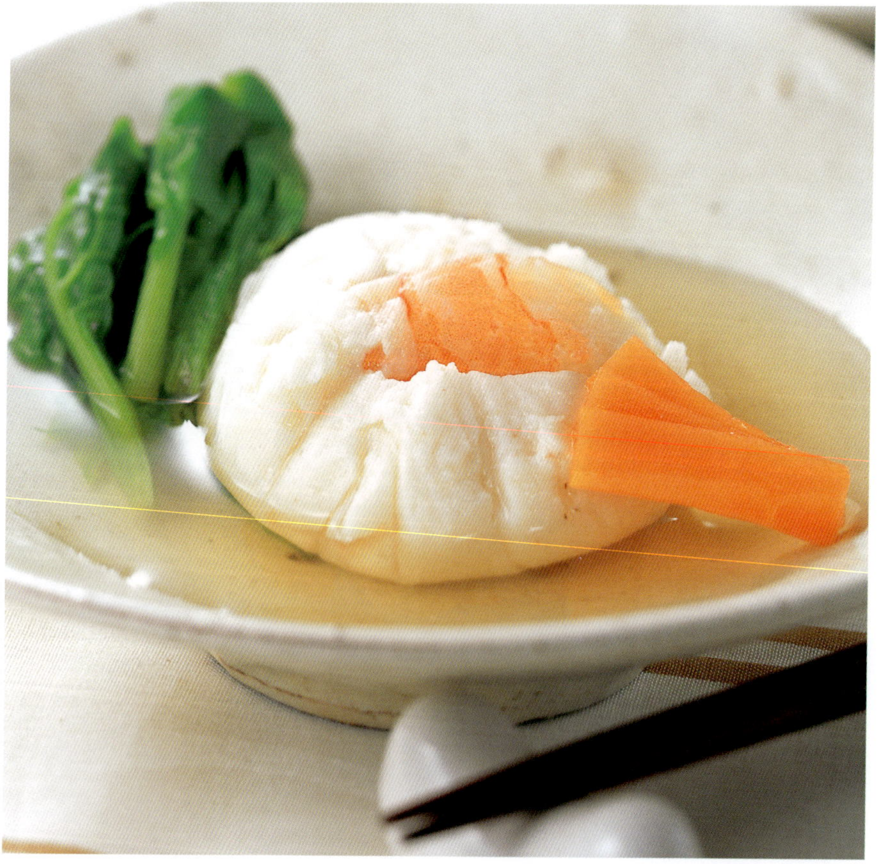

| | |
|---|---|
| エネルギー | 113kcal |
| たんぱく質 | 11.0g |
| 塩分 | 1.6g |

**栄養のポイント**

はんぺんには塩分が1.5%含まれています。下味をつける場合は注意が必要。脂肪が少なく、たんぱく質を摂取するには好適。
海老は高たんぱく低脂肪の健康食品。血中コレステロールを下げる働きのあるタウリンが豊富で、高血圧による血管障害の予防にも効果があります。

チンして和えるだけのさわやかな一品
# なす梅和え

| エネルギー | 47kcal |
| たんぱく質 | 0.9g |
| 塩分 | 1.3g |

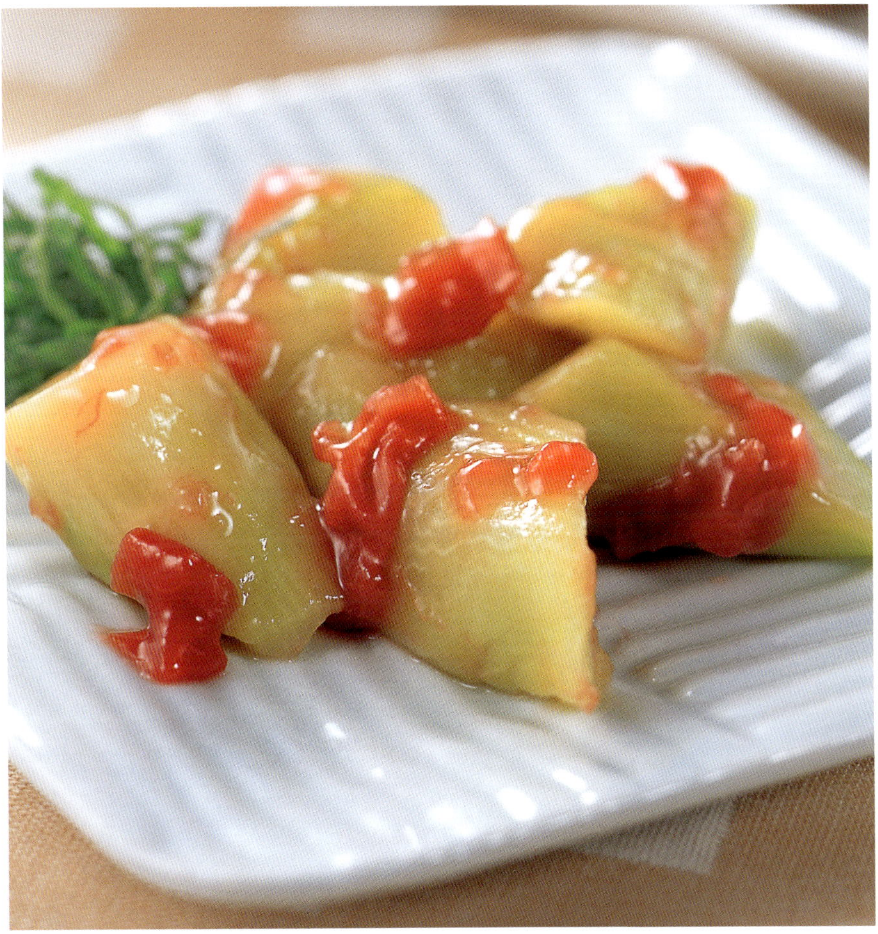

**栄養のポイント**
梅干しにはクエン酸があり、食あたり防止、食欲増進にも効果があります。

**クッキングアドバイス**
* なすは皮をむいてから電子レンジにかけると、色よく仕上がります。
* 梅干しの代わりに練り梅を使うと便利。むせ防止に酸味の少ないものを選びましょう。梅干しの塩分に応じてしょうゆを加減してください。

噛みやすい

血液サラサラ

### 材料（1人分）
- なす……………1本（70g）
- 大葉……………1枚
- 和え衣
  - 梅干し（酸味の少ないもの）……………10g
  - みりん……………小さじ2
  - しょうゆ……………小さじ1
  - 和風だしの素（粉末）……少々

### つくり方
1　なすは皮をむいてラップで包み、電子レンジに1分かけ、小さめの乱切りにする。
2　大葉はせん切りにし、梅干しは種を除いてきざむ。
3　和え衣の材料を合わせてなすを和え、器に盛り、大葉を添える。

さっと蒸して合えるだけ、ブロッコリーを飲み込みやすく

# 酒蒸しブロッコリーのピーナッツソフト和え

### 材料（1人分）

| | |
|---|---|
| ブロッコリー（花の部分） | 50g |
| 酒 | 大さじ1 |
| 水 | 大さじ1 |
| 塩 | ひとつまみ |
| ピーナッツソフト | 小さじ2 |
| 味噌 | 小さじ1 |
| みりん | 大さじ1 |

### つくり方

1 小鍋に3cm程度に切ったブロッコリーと酒、水、塩を入れて火にかける。

2 ブロッコリーがやわらかくなったら火を止め、ピーナッツソフト、味噌、みりんを加えてよく和える。

### クッキングアドバイス

＊ブロッコリーの茎が固い時は、花の部分だけにすると食べやすくなります。
電子レンジを使うと、より短時間で仕上がります。

＊ピーナッツソフトに味噌を加えると、味に深みが出ます。

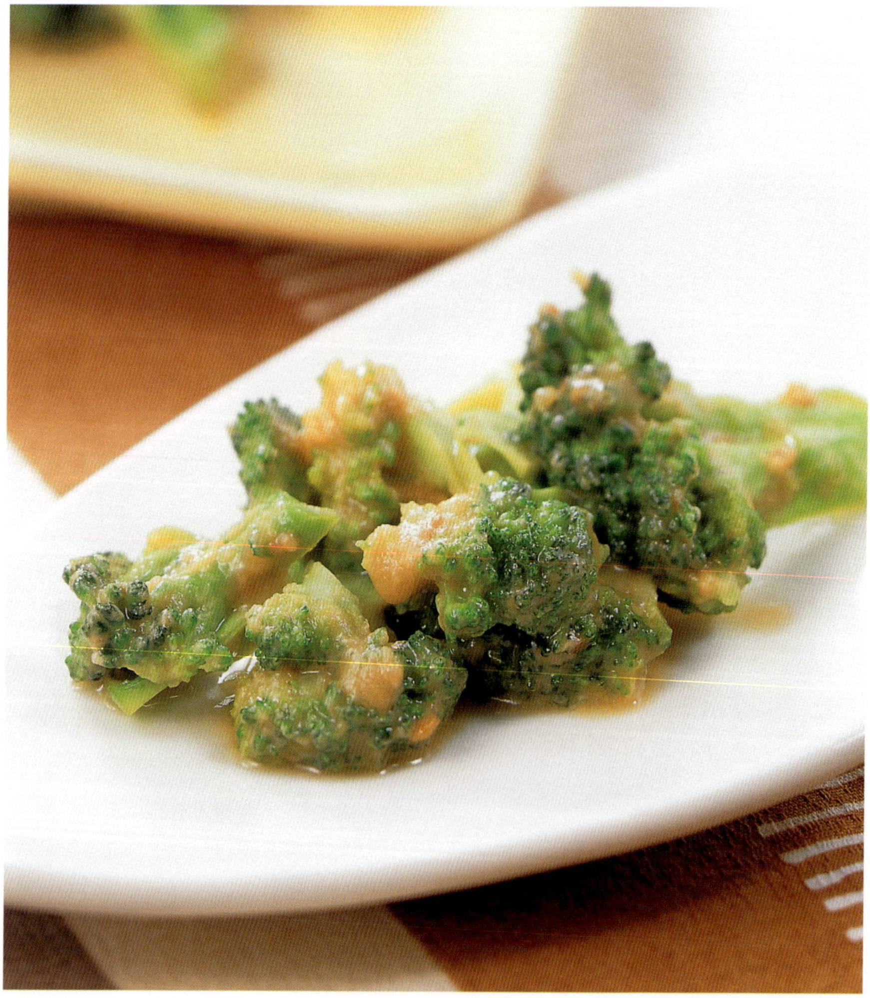

| | |
|---|---|
| エネルギー | 152kcal |
| たんぱく質 | 5.6g |
| 塩分 | 1.2g |

### 栄養のポイント

ブロッコリーはビタミンCを豊富に含み、この一品で1日に必要なビタミンCの60％をとることができます。エネルギー、食物繊維も多く含んでいます。ピーナッツのオレイン酸は、コレステロールを下げる働きがあます。

熱湯があれば1分でできるクイック主食

# 和風オートミール粥

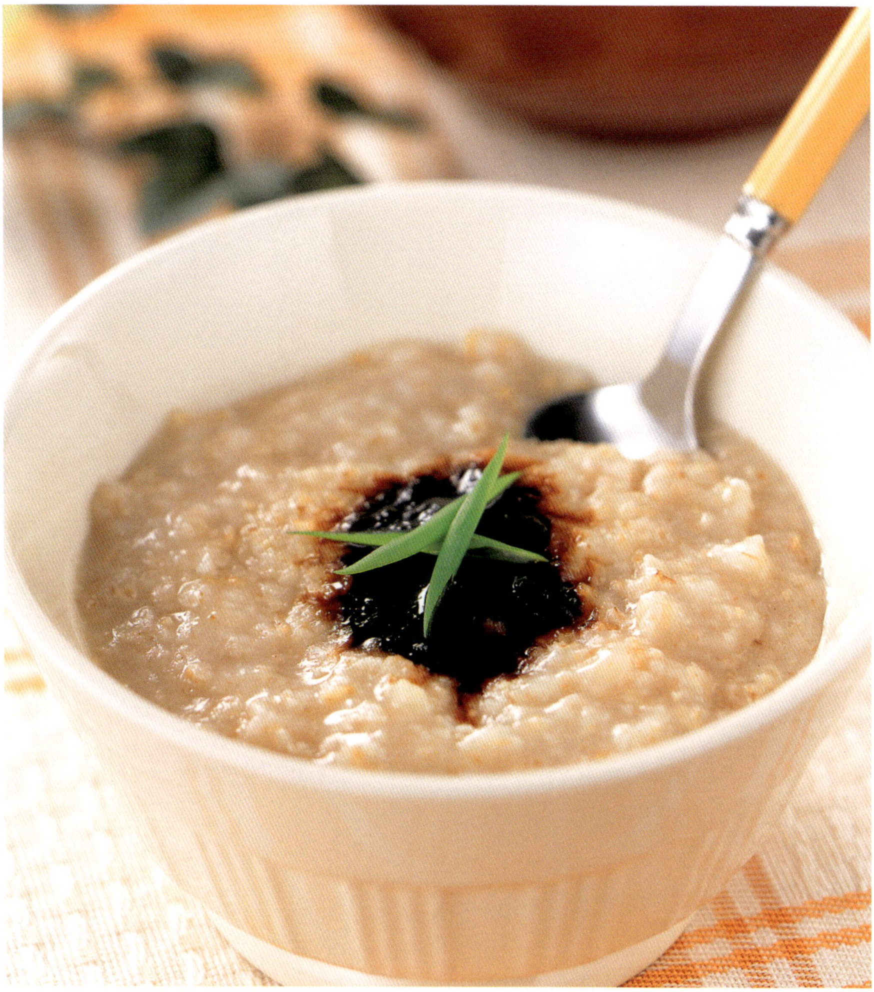

| | |
|---|---|
| エネルギー | 77 kcal |
| たんぱく質 | 2.9 g |
| 塩分 | 0.1 g |

**栄養のポイント**

オートミールは便秘防止効果のある食物繊維を米の10倍近く含んでいます。カリウム、鉄などのミネラルも豊富です。

噛みやすい

飲み込みやすい

整腸作用

**材料（1人分）**

オートミール……………………20g
和風だしの素（粉末）
……………………………小さじ1/4
熱湯………………………4/5カップ
のりつくだ煮、万能ねぎなど

**つくり方**

1 大きめの耐熱器にオートミールを入れ、だしの素、熱湯を加えて混ぜる。

2 電子レンジに1分ほどかけ、オートミールが盛り上がってきたら止める。

3 好みでのりつくだ煮、万能ねぎをのせる。

**クッキングアドバイス**

※粥と同様に召し上がってください。

※たんぱく質が豊富な卵や納豆、しらす干し、たらこなど、ごはんのお供がよく合います。

※だしの素の代わりに、ガラスープの素で中華風、コンソメで洋風も楽しめます。

ミキサーにかけるだけ、ビタミンたっぷり飲むサラダ

# ガスパチョ

## 材料（1人分）

きゅうり（小$\frac{1}{2}$本）……… 40g
食パン（耳を除いた6枚切 $\frac{1}{6}$枚分）……… 10g
トマトジュース（$\frac{1}{2}$缶）……… 80g
玉ねぎ……… 3g
マヨネーズ……… 小さじ2
砂糖……… 少々
塩……… ひとつまみ
酢……… 小さじ$\frac{1}{3}$
トマト……… 15g

## つくり方

1 きゅうりの皮は色よく仕上げるため全部むき、小口切りにする。

2 食パンは約1cm角に切る。

3 トマト以外の材料をミキサーにかけ、器に入れる。

4 トマトは皮と種を取り、小さなさいの目に切り、中央に飾る。

## クッキングアドバイス

＊材料をミキサーにかけるだけで、手早く作れます。

＊適度なトロミがあるので、嚥下力・咀しゃく力が低下した方にもおすすめです。

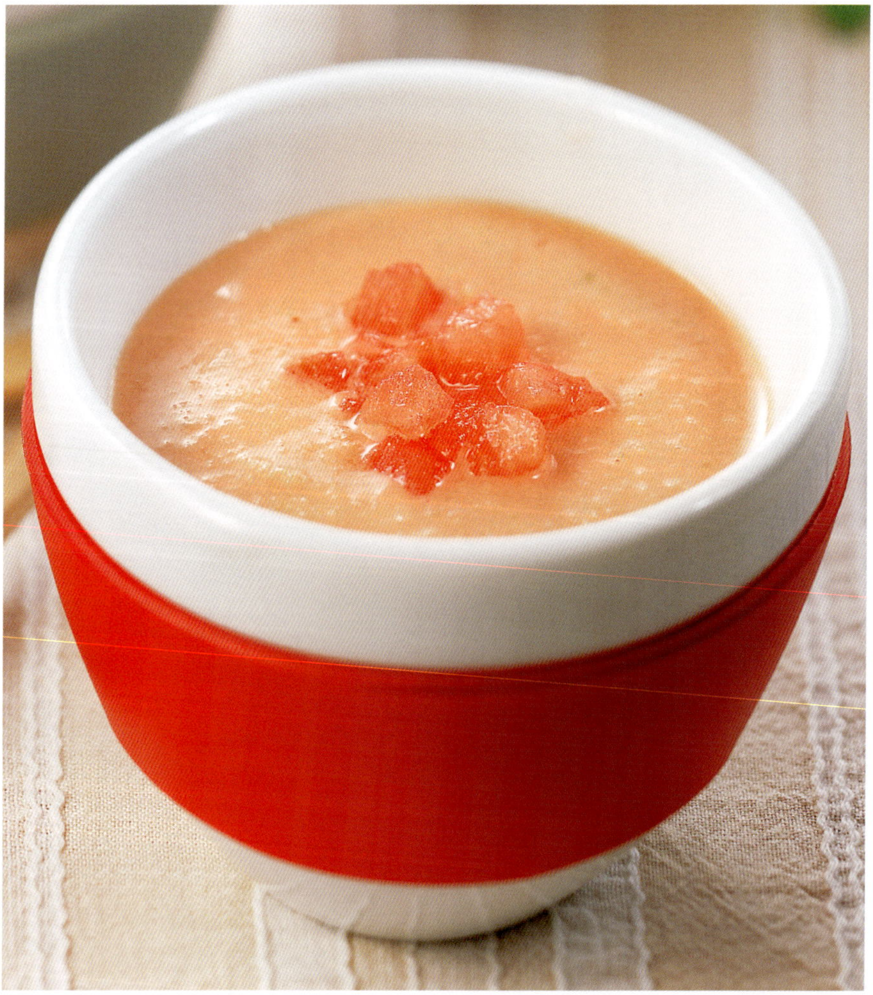

| | |
|---|---|
| エネルギー | 120 kcal |
| たんぱく質 | 2.8 g |
| 塩分 | 0.8 g |

### 栄養のポイント

トマトに含まれるリコペンは、老化の原因といわれる活性酸素を抑制し、抗ガン作用があることでも注目されています。
野菜に加えてパン、マヨネーズも使うので、ビタミンや食物繊維を含み、栄養価の高い一品です。

隠し味のめんつゆで和風に仕上げた

# 和風パンプキンサラダ

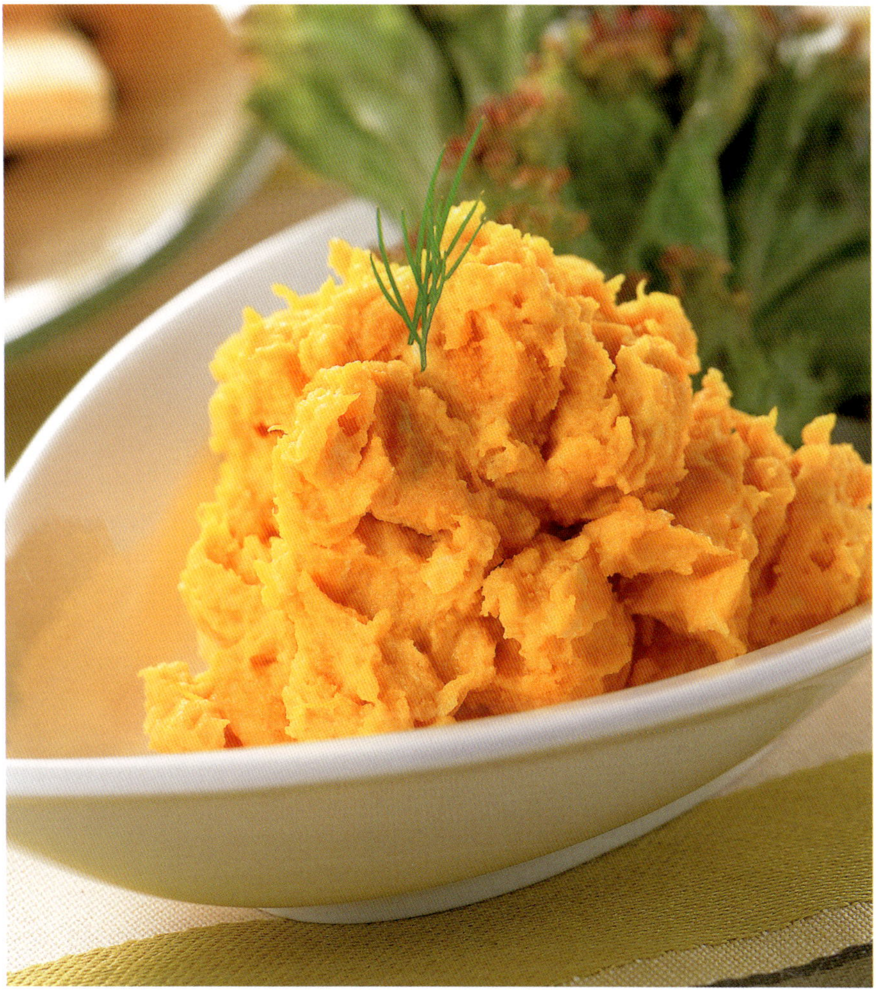

| | |
|---|---|
| エネルギー | 204 kcal |
| たんぱく質 | 2.2 g |
| 塩分 | 0.6 g |

**栄養のポイント**

抗酸化作用のあるカロテン、ビタミンEとC、便秘予防効果のある食物繊維が豊富な1品。カロテン3520μg、ビタミンE6.9mg、ビタミンC38mg、食物繊維3.1gを含みます。



### 材料（1人分）

かぼちゃ（種を除いた正味）……………………100g

調味料A

- おろし玉ねぎ……小さじ½
- マヨネーズ……大さじ1½
- めんつゆ……小さじ⅓
- ガーリックパウダー、こしょう……各少々

飾り用のシルクレタス、ディル

### つくり方

1 かぼちゃはラップで包み、電子レンジに3分かける。

2 スプーンで身を取り出し、70g用意する。

3 ボールに調味料Aを入れて混ぜ、かぼちゃをつぶしながら混ぜる。

### クッキングアドバイス

＊かぼちゃの他、さつまいも、じゃがいもなどでも同様につくることができます。

＊多めにつくってラップに薄く伸ばして包み、冷凍保存できます。

たった30秒でできるフルーツソースを添えて

# かんたんチーズケーキ&ブルーベリーソース

材料（1人分）

チーズケーキ

- 水……………………大さじ2⅓
- 粉ゼラチン………小さじ⅓
- クリームチーズ……大さじ3
- プレーンヨーグルト…¼カップ
- 砂糖………………大さじ1½
- あればラム酒…………少々

ブルーベリーソース

- 冷凍ブルーベリー………8粒
- 砂糖……………………小さじ2

飾り用のミント

つくり方

**1** 小さな耐熱器に水を入れ、ゼラチンをふり入れてよく混ぜ、ラップなしで電子レンジに20秒ほどかけて煮溶かす。

**2** クリームチーズは電子レンジに15秒かけてやわらかくする。

**3** チーズケーキの全ての材料をフードプロセッサーで均一に混ぜ、冷凍庫で冷やした2個の器に注ぎ、冷蔵庫で冷やし固める（急ぐ時は冷凍庫へ）。

**4** 耐熱器にブルーベリーを入れてラップをかけ、電子レンジに20秒ほどかけてソース状にし、つぶしながら砂糖を加えて混ぜ、冷ます。3に流してミントを飾る。

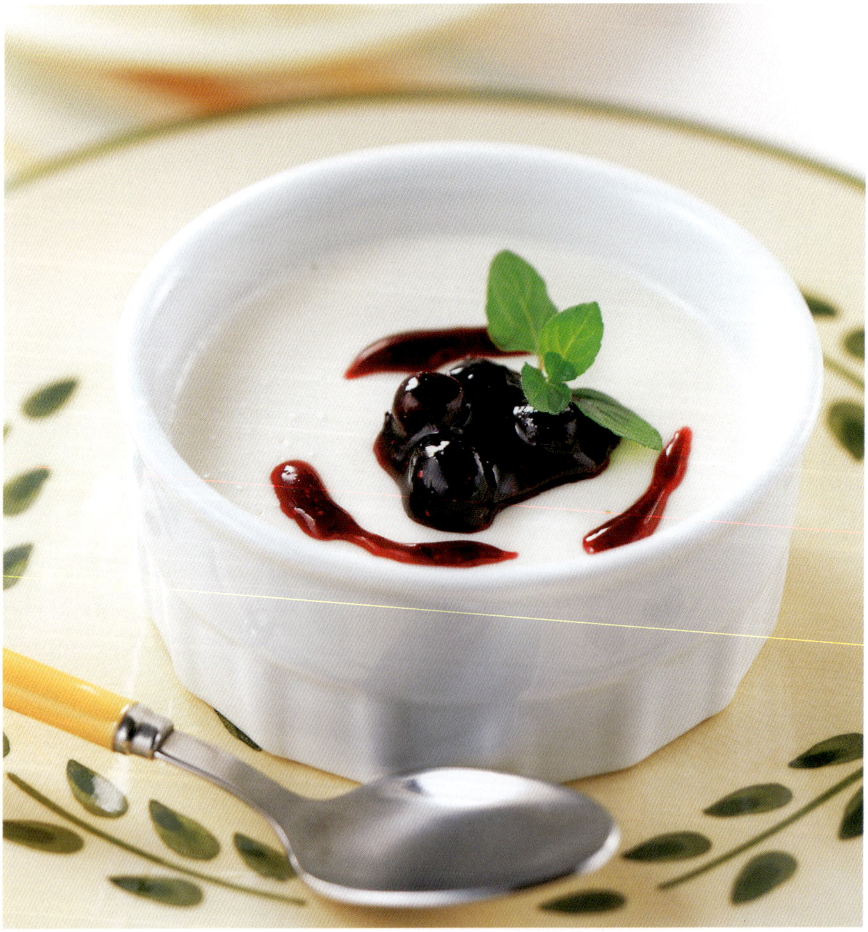

噛みやすい

飲み込みやすい

整腸作用

クッキングアドバイス

＊ブルーベリーソースは、ヨーグルトやアイスクリームにも合います。

＊生のブルーベリーでも同様につくることができます。角切りにしたいちごやパパイヤ、マンゴーでも同様につくることができます。

＊クリームチーズの代わりにカッテージチーズの裏漉しタイプを使うと、エネルギー、脂質控えめのあっさりした味になります。

| | |
|---|---|
| エネルギー | 133kcal |
| たんぱく質 | 3.3g |
| 塩分 | 0.2g |

栄養のポイント

クリームチーズ、ヨーグルトともにカルシウム、たんぱく質が豊富。
おなかの調子を整えるヨーグルトは、「特定保健用食品」と書いてあるものがおすすめです。

第3章

# 冷凍食品の応用

揚げ物、根菜、めん類など、
バラエティー豊かな
市販の冷凍食品を活用しましょう。
なんといっても
少量ずつ使うことができる経済性が魅力。
また、下茹でを省ける分、
鍋をいくつも用意せずに
つくることができます。

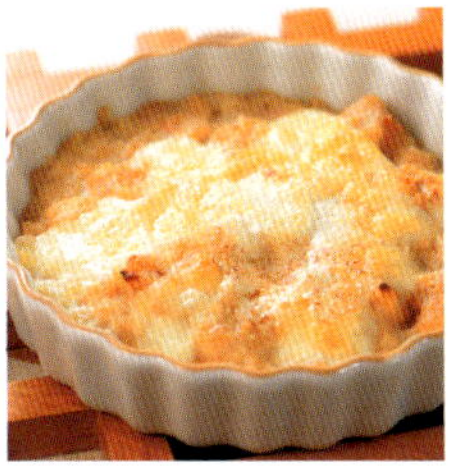
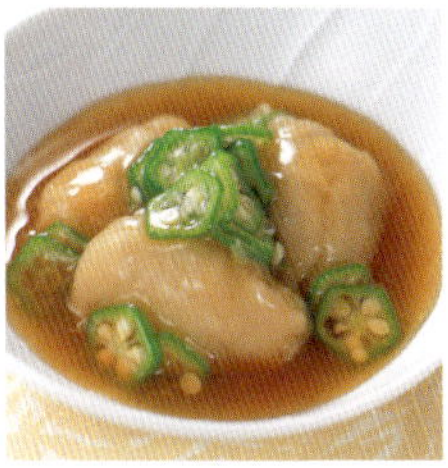
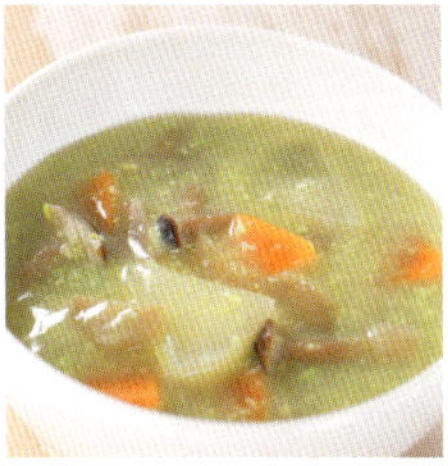
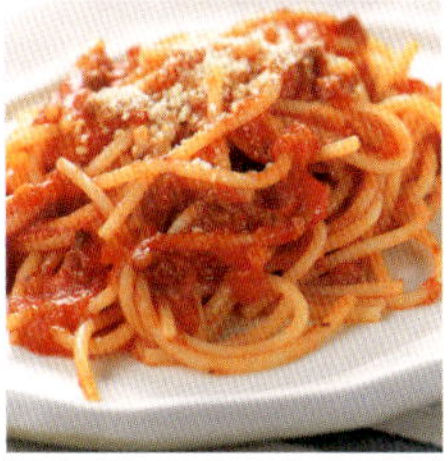
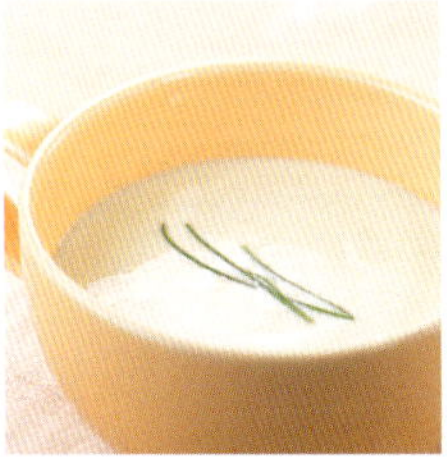
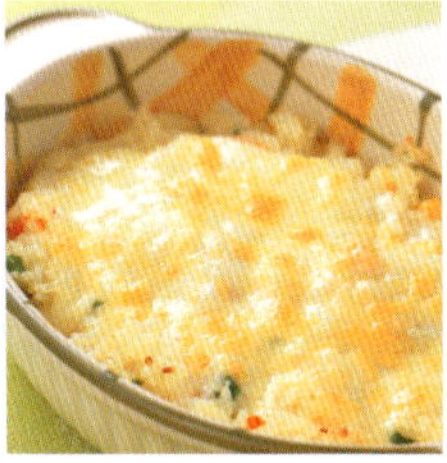
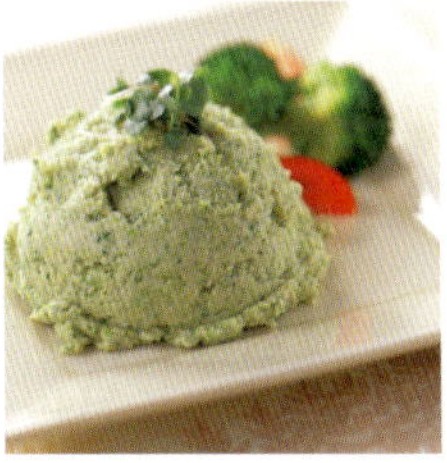
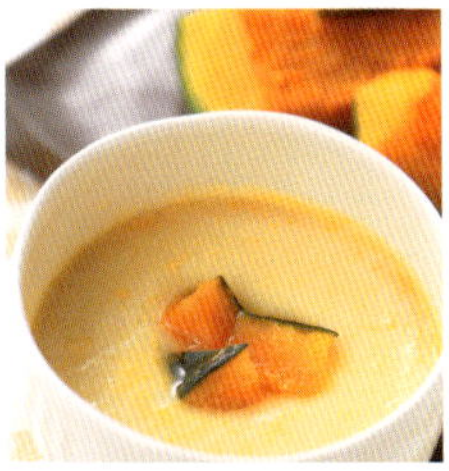
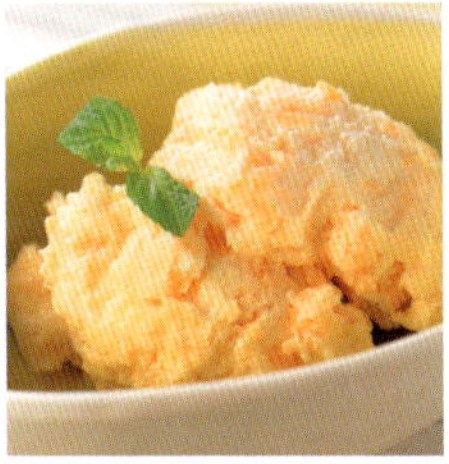
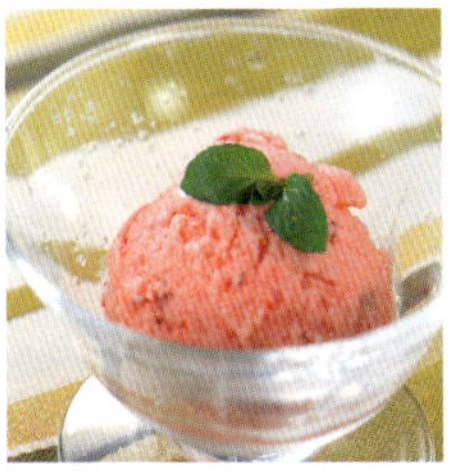

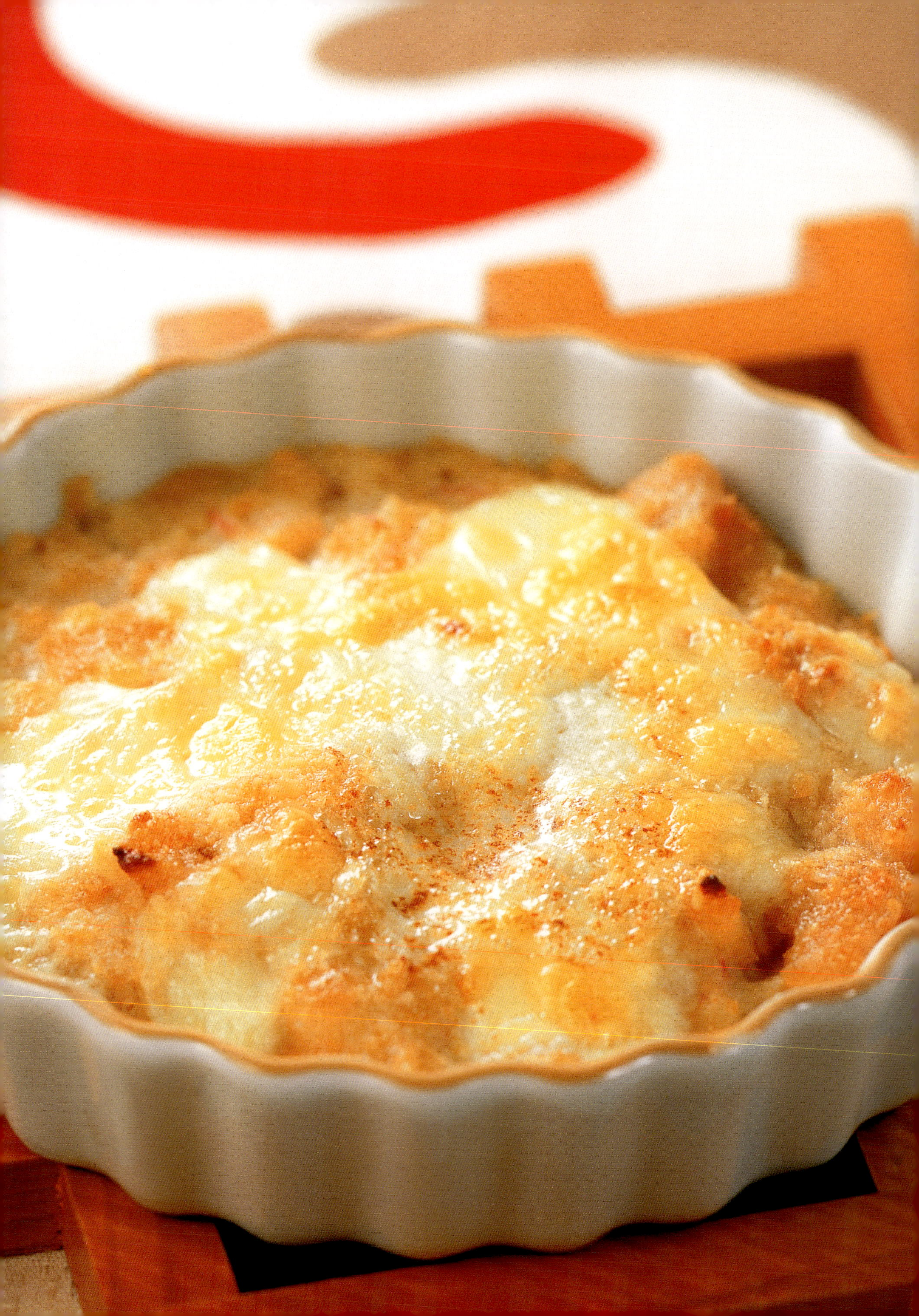

からだも心もホッと温まるクリーミーなおいしさ

# かにクリームコロッケグラタン

**材料（1人分）**

冷凍かにクリームコロッケ…………小3個（60g）
牛乳…………大さじ2
ピザ用チーズ…………15g
粉チーズ…………小さじ1
バター…………5g

**つくり方**

1 コロッケは電子レンジで温め、耐熱器に入れて箸でくずす。
2 牛乳を加え、よく混ぜる。
3 ピザ用チーズ、あれば粉チーズ、バターをのせ、トースターで焦げ目がつくまで焼く。

**クッキングアドバイス**

＊パサパサで食べにくいフライの衣は、牛乳にひたすと食べやすくなります。パン、カステラ、フライなどは、水分をプラスして食べやすくなる工夫をしましょう。

| | |
|---|---|
| エネルギー | 331 kcal |
| たんぱく質 | 8.3 g |
| 塩分 | 1.8 g |

**栄養のポイント**

栄養価は使用するコロッケによって、変わります。牛乳、チーズなどを加えるので、エネルギー、カルシウムなどの栄養価が高くなり、少食の方にぴったりの一品です。

もちもちした食感が人気の一品

# 里いもだんごのあんかけ

**材料（1人分）**

冷凍里いも………小3個（60g）
片栗粉 ……………………大さじ1
だし汁 ……………………大さじ2
めんつゆ …………………小さじ2
片栗粉（トロミ用）…小さじ1
オクラ ………………………1本

**つくり方**

1 里いもは、ラップをして電子レンジに1分かけて解凍し、熱いうちにつぶし、片栗粉を混ぜる。
2 だし汁を煮立て、スプーンで一口大に形づくった1を入れ、火が通ったら取り出す。
3 だし汁にめんつゆを加えて煮立て、水溶き片栗粉でトロミをつける。
4 オクラは茹で、小口に切る。
5 器に里いもだんごを盛り、あんをかけ、オクラを添える。

**クッキングアドバイス**

＊里いもの代わりにじゃがいも、さつまいもでつくることもできます。その場合、めんつゆの量を調節して下さい。
＊食べにくい里いもは、片栗粉でトロミをつけると介護食に変身します。

噛みやすい
飲み込みやすい
整腸作用

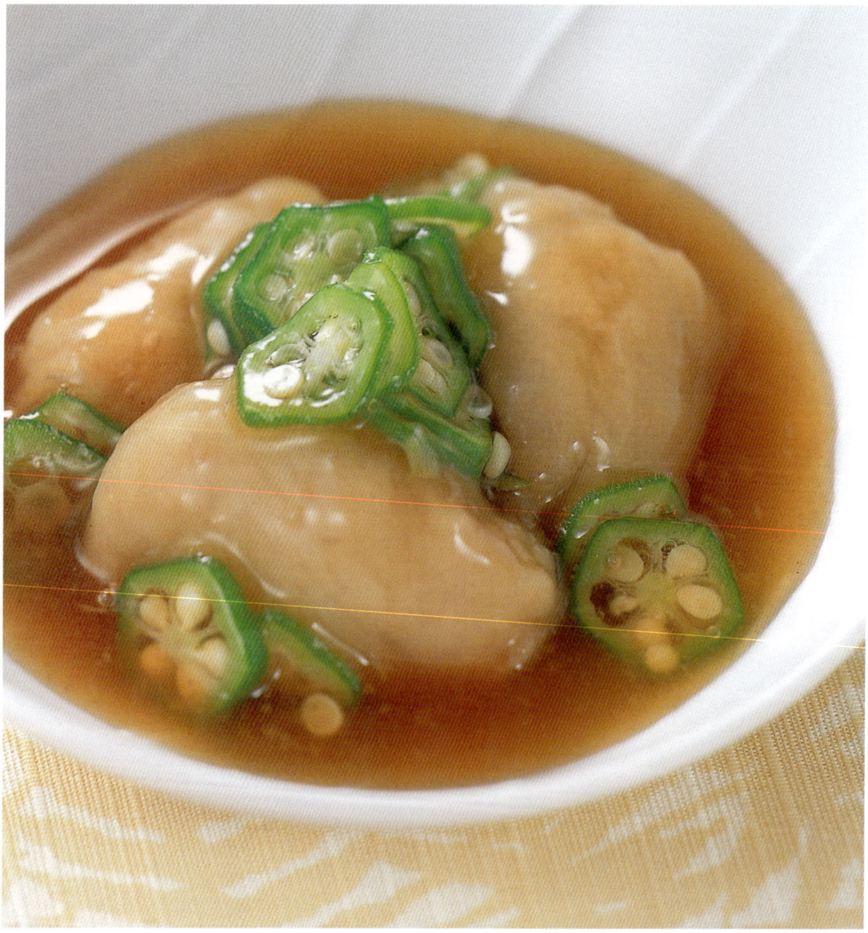

| | |
|---|---|
| エネルギー | 91 kcal |
| たんぱく質 | 1.6 g |
| 塩分 | 1.0 g |

**栄養のポイント**

里いも特有のぬめり成分ムチンは、胃腸の粘膜を保護し、食物繊維が豊富。便秘解消に役立ちます。

枝豆は肌の老化防止や肝臓保護に効果的

# ずんだ汁

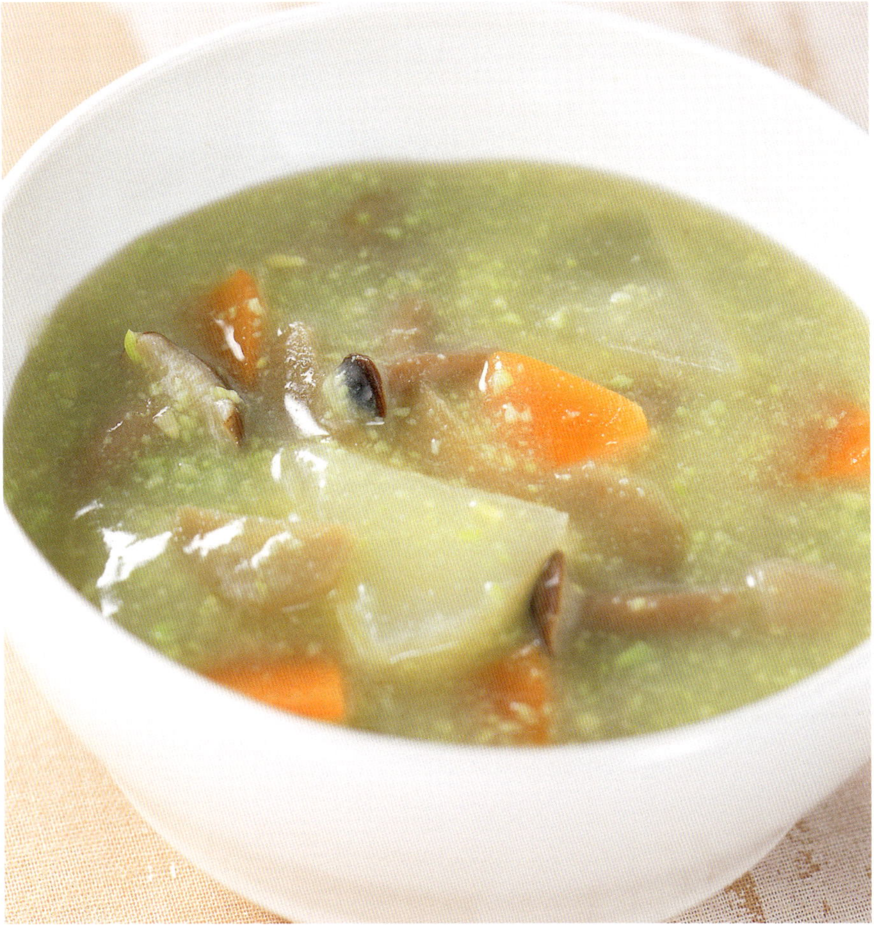

| | |
|---|---|
| エネルギー | 90 kcal |
| たんぱく質 | 5.4 g |
| 塩分 | 1.3 g |

**栄養のポイント**

枝豆に豊富なビタミンB1は、疲労によるスタミナ不足の解消に効果があります。
食物繊維の多い里いも、枝豆を使った汁ものは、便秘解消におすすめです。

飲み込みやすい
体力アップ
整腸作用
水分たっぷり

**材料（1人分）**

冷凍里いも……15g
大根……10g
にんじん……5g
ごぼう……10g
しめじ……10g
冷凍むき枝豆……30g
水……2/3カップ
和風だしの素（粉末）……小さじ1/5
白味噌……大さじ1/2
片栗粉……少々

**つくり方**

1 里いもは解凍し、小さめに切る。

2 大根、にんじん、ごぼうは皮をむいて小さめのいちょう形に切る。しめじは1cm位に切る。

3 枝豆は解凍してミキサーにかけ、ペースト状にする。

4 鍋に1、2、分量の水、だしの素を入れて火にかける。

5 野菜がやわらかくなったら白味噌、3を加え、水溶き片栗粉でトロミをつける。

**クッキングアドバイス**

＊咀しゃくしにくい時は、野菜をミキサーにかけてもいいでしょう。

ビタミンCたっぷりの健康パスタ

# ミートソース・スパゲッティ無塩トマト煮

### 材料（1人分）

冷凍茹でスパゲッティ……100g
ミートソース（レトルト）…50g
無塩トマトジュース
……………………………1/4カップ
粉チーズ…………………小さじ1

### つくり方

**1** スパゲッティは解凍し、食べやすい長さに切る。

**2** 鍋に1、ミートソース、トマトジュースを入れて火にかけ、中火でめんがやわらかくなるまで煮る。

**3** 器に盛って粉チーズをかける。

### クッキングアドバイス

＊冷凍めんがない場合は乾めんをやわらかく茹でて用います。
＊トマト煮が残ったら耐熱容器に入れ、溶けるチーズをたっぷりかけ、オーブンで焼いても美味。

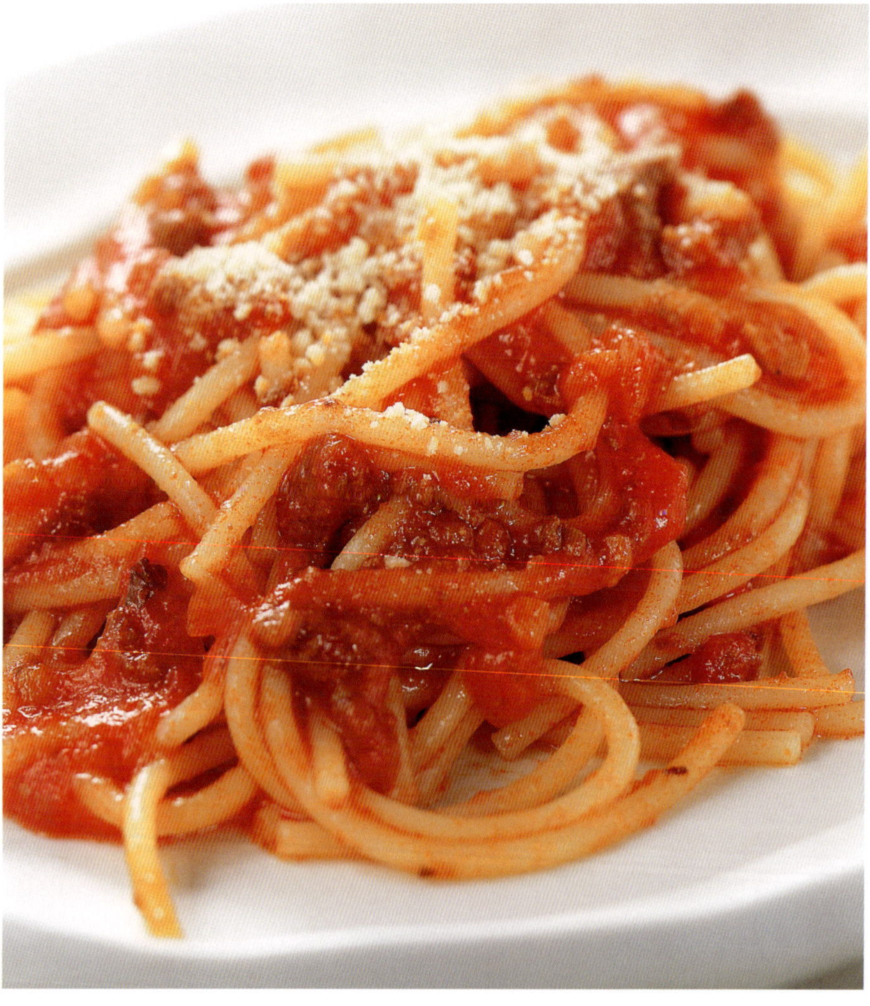

| | |
|---|---|
| エネルギー | 215kcal |
| たんぱく質 | 8.3g |
| 塩分 | 0.8g |

### 栄養のポイント

ミートソースのレトルトにトマトジュースを加えてビタミンCの補充を。
不足しがちなカルシウムをチーズで補います。

噛みやすい

抵抗力がつく

豆乳で和風に仕立てた
# カリフラワーポタージュ

| エネルギー | 79 kcal |
| たんぱく質 | 6.7 g |
| 塩分 | 1.4 g |

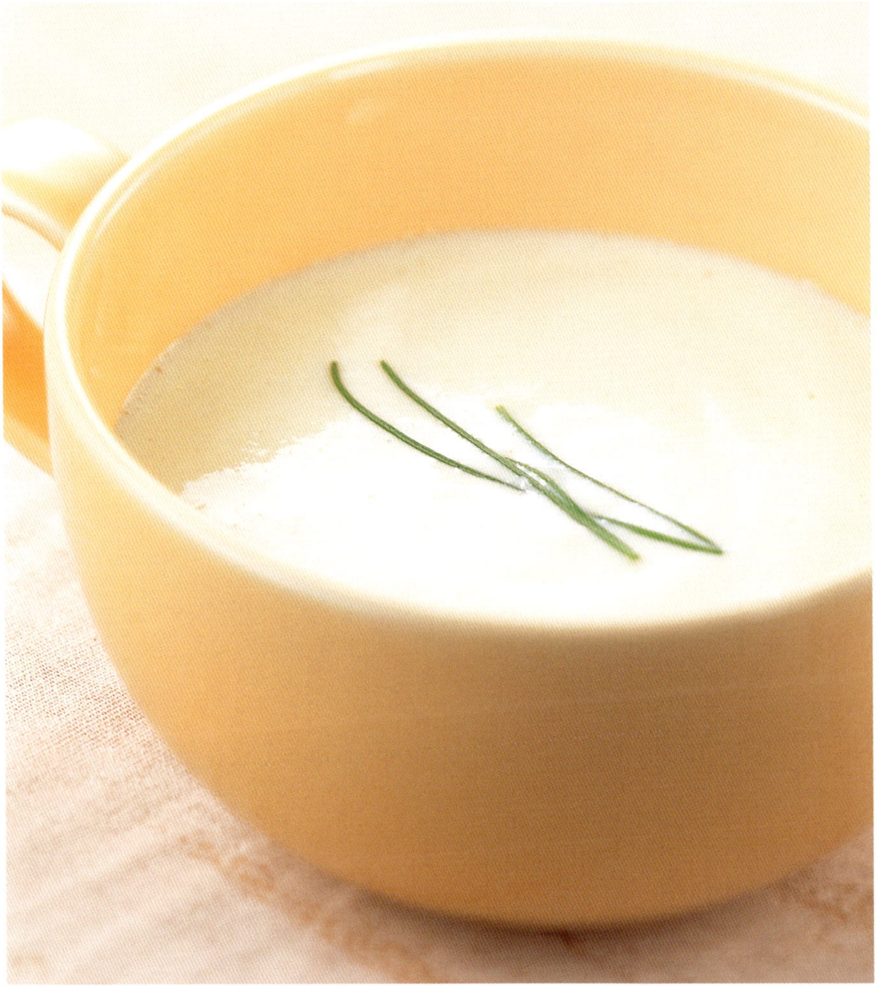

**栄養のポイント**
大豆食品には、骨粗しょう症予防効果のあるイソフラボンが含まれています。

### 材料（1人分）
冷凍カリフラワー ……………70g
豆乳 …………………… 1/2カップ
和風だしの素（粉末）
………………………… 小さじ1/3
白味噌（甘味噌）……… 小さじ1
飾り用のおかひじき

### つくり方
**1** 耐熱器にカリフラワーを入れ、ラップをかけて電子レンジに1分40秒かける。
**2** 豆乳は耐熱器に入れてラップなしで電子レンジに1分かける。
**3** フードプロセッサーにだしの素、白味噌、1、2を入れ、なめらかなペースト状にする。

### クッキングアドバイス
＊豆乳の代わりに牛乳を使ってもOK。
＊生のカリフラワーや冷凍ブロッコリー、アスパラガスでも同様につくることができます。

噛みやすい
飲み込みやすい
水分たっぷり
血液サラサラ

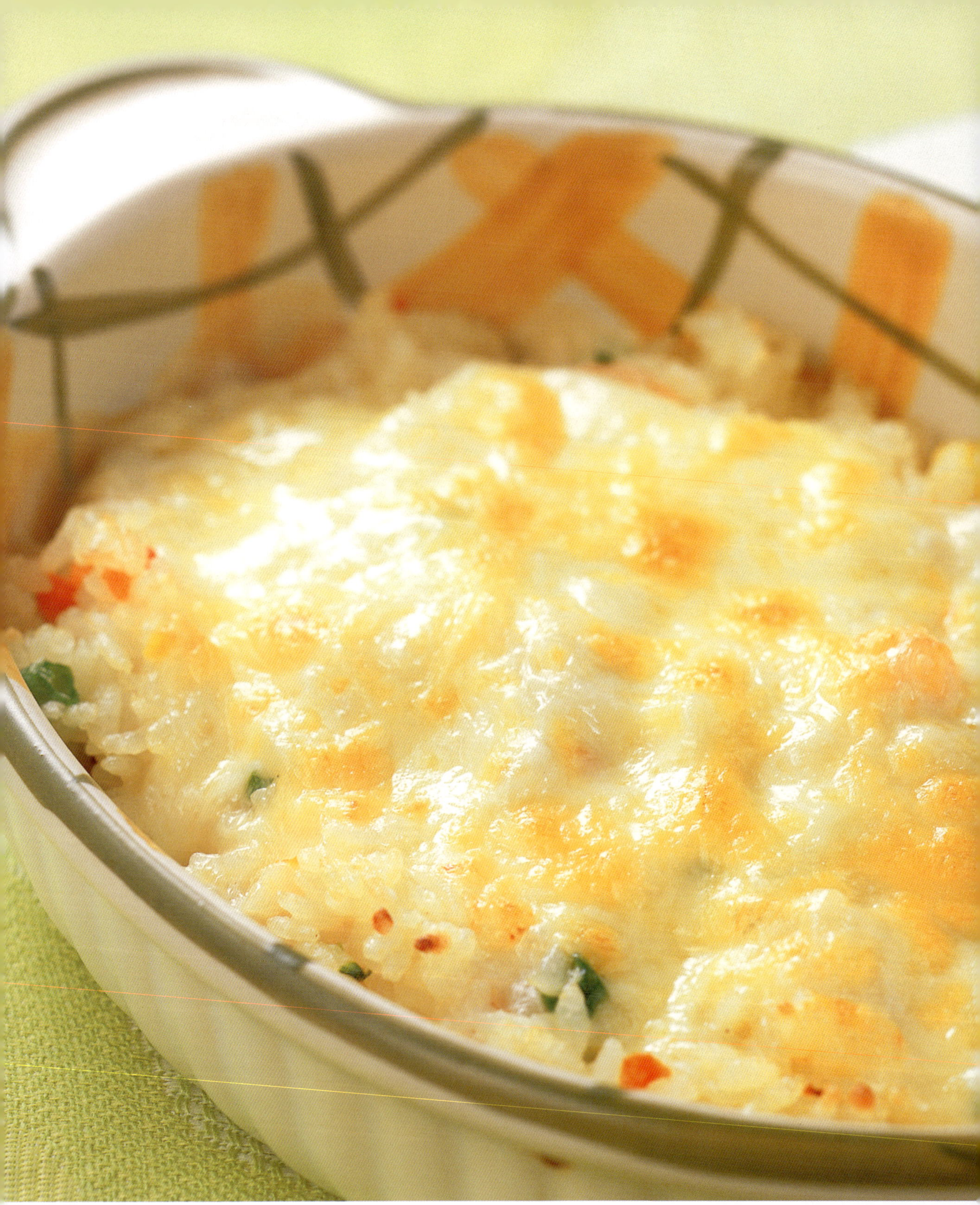

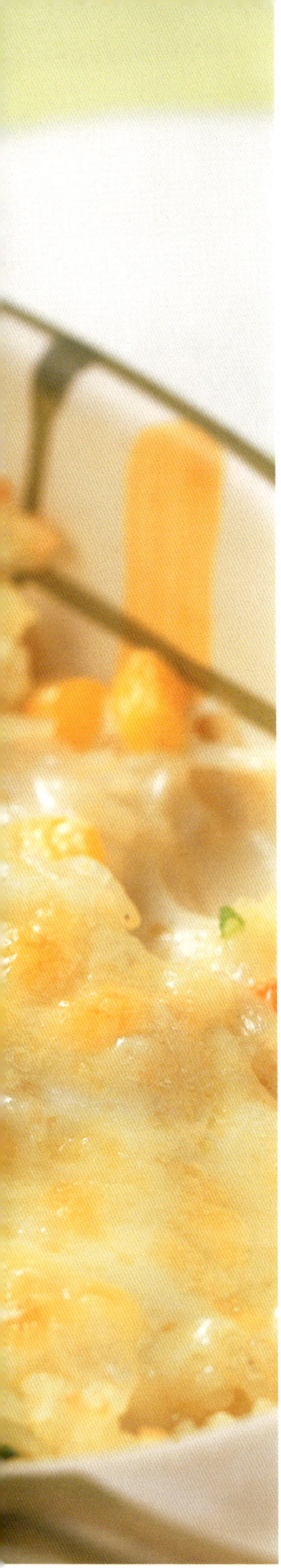

残ってしまった冷凍ピラフであっという間に本格ドリア

# ピラフドリア

材料（1人分）

| | |
|---|---|
| ホワイトソース缶 | 35g |
| 牛乳 | 大さじ2 |
| 冷凍ピラフ | 100g |
| ピザ用チーズ | 20g |

| | |
|---|---|
| エネルギー | 288kcal |
| たんぱく質 | 9.8g |
| 塩分 | 1.9g |

**栄養のポイント**

チーズが入るので、たんぱく質、カルシウムなどの栄養価とエネルギーがアップします。

つくり方

1 ホワイトソースと牛乳をよく混ぜる。

2 耐熱器にピラフを入れ、ラップをして電子レンジに1分かける。

3 1、ピザ用チーズの順にかけ、トースターで焦げ目がつくまで焼く。

クッキングアドバイス

＊チーズに薄く焼き色をつけると香ばしさが増します。

＊冷凍ピラフを食べきれない時の工夫として、ホワイトソースをのせたピラフドリアがおすすめです。

飲み込みやすい

カルシウムたっぷり

高たんぱく質の鶏ささみを食べやすく

# ブロッコリーチキンサラダ

**材料（1人分）**

鶏ささみ……………………………30g
冷凍ブロッコリー…2房（30g）
酒………………………………大さじ1
マヨネーズ……………大さじ½
ピーナッツバター……小さじ½
こしょう、ガーリックパウダー
…………………………………各少々
飾り用のプチトマト、ゆでたブロッコリー、ブロッコリースプラウト

**つくり方**

1 耐熱器にささみ、ブロッコリーを入れ、酒をふって蓋をし、電子レンジに1分半かける。

2 蒸し汁ごとフードプロセッサーにかけ、なめらかなペースト状にする。

3 マヨネーズ、ピーナッツバター、こしょう、ガーリックパウダーを混ぜる。

**クッキングアドバイス**

＊ささみは低脂肪なのでパサつきがち。脂質の多いマヨネーズやピーナッツバター、練り胡麻、胡麻油などと合わせると、食べやすくなります。

＊鶏ささみの代わりに皮を除いた胸肉でも同様につくることができます。

| | |
|---|---|
| エネルギー | 119kcal |
| たんぱく質 | 9.2g |
| 塩分 | 0.3g |

**栄養のポイント**

高たんぱく質のささみと、野菜の中ではたんぱく質の多いブロッコリーを組み合わせた副菜ですが、1日に必要なたんぱく質の⅙をとることができます。



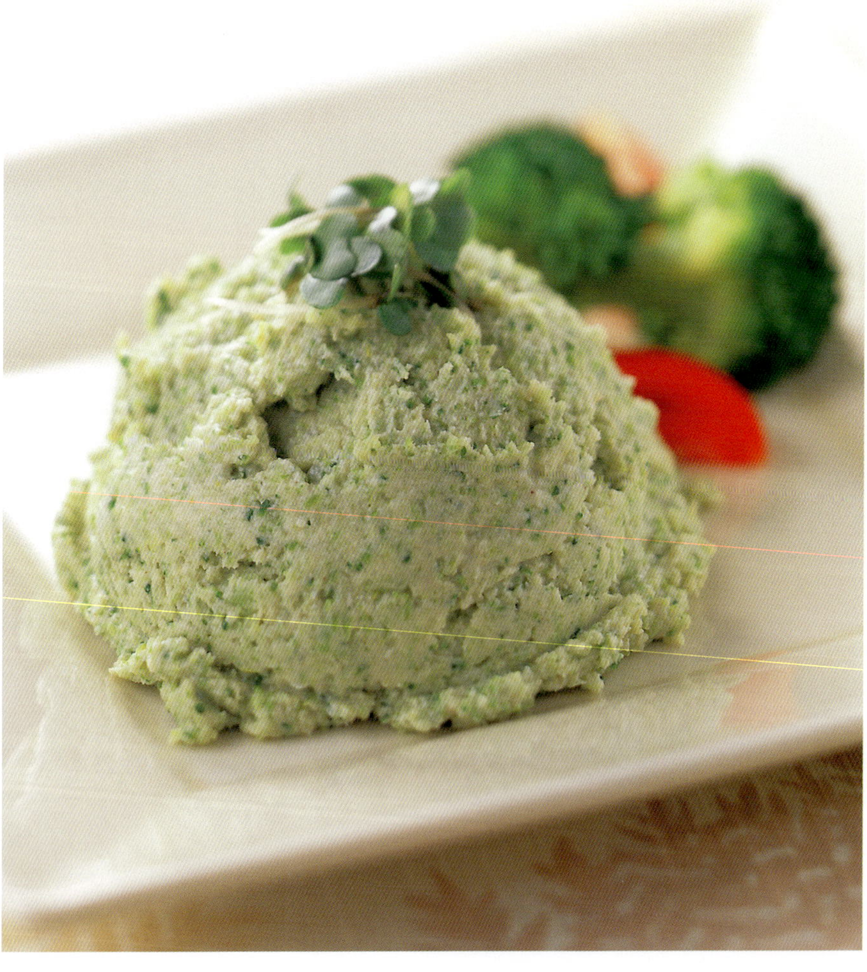

自然な甘さがホッとする、どこか懐かしい味

# かぼちゃの茶碗蒸し

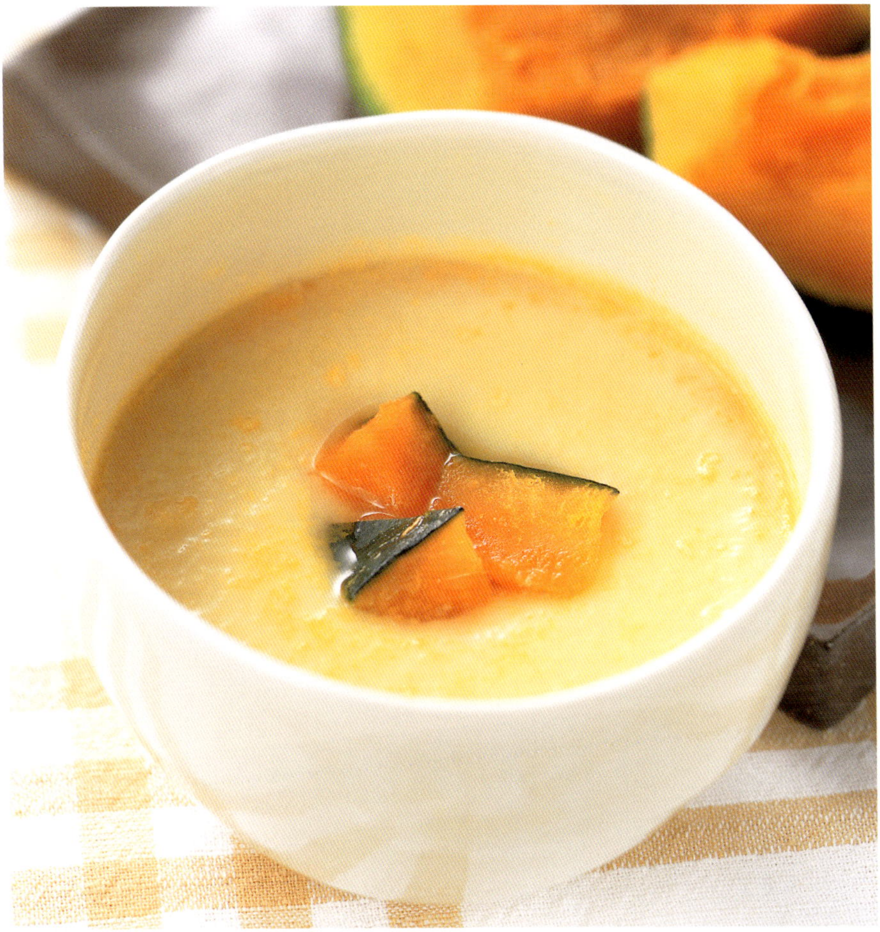

| | |
|---|---|
| エネルギー | 85 kcal |
| たんぱく質 | 4.2 g |
| 塩分 | 0.7 g |

**栄養のポイント**

かぼちゃにはカロテンの他にビタミン$B_1$、$B_2$、C、Eも豊富。抗酸化食品としても一役買っています。

### 材料（2個分）

- 冷凍かぼちゃ …… 60g
- だし汁 …… 130cc
- 卵 …… 1個
- 塩 …… 少々
- 薄口しょうゆ …… 少々
- 飾り用のかぼちゃ

### クッキングアドバイス

＊かぼちゃの代わりに、にんじんを使ってもいいでしょう。

＊蒸し器で蒸す場合は、中火で10分位が目安です。

### つくり方

1 かぼちゃは電子レンジに1分程かけ、皮をむいた状態を60g用意する。飾り用も一緒に電子レンジにかけ、全て1cm角に切っておく。

2 だし汁に溶きほぐした卵、塩、薄口しょうゆを加えて混ぜ、茶漉しで漉す。

3 茶碗に皮を除いたかぼちゃを入れて2を注ぎアルミ箔で蓋をして楊子で7～8か所に穴を開ける。

4 ターンテーブルの端に茶碗をのせ、電子レンジに1分30秒～2分かける。

5 かぼちゃの飾りをのせる。

冷凍フルーツがあれば応用多数

## フローズン・ストロベリーヨーグルト

噛みやすい　飲み込みやすい　抵抗力がつく

**材料（1人分）**

冷凍いちご…………5個（75g）
プレーンヨーグルト…1/4カップ
砂糖…………………………小さじ2
飾り用のミント

**つくり方**

1 小さめのフードプロセッサーに全ての材料を入れ、なめらかなペースト状にする。

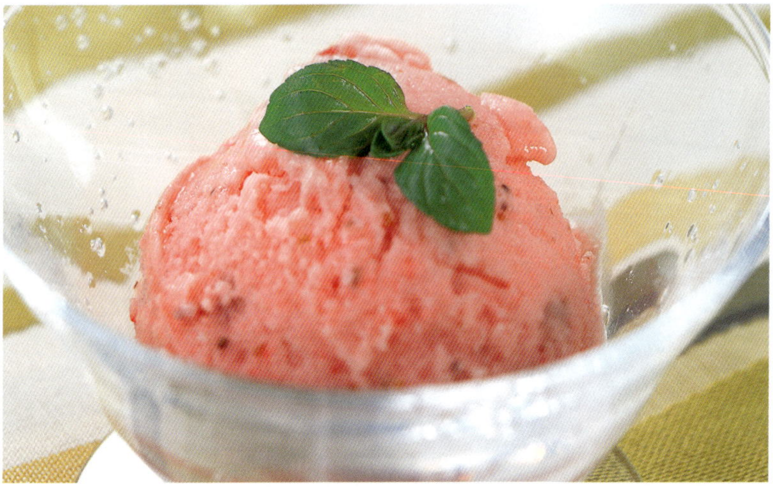

**クッキングアドバイス**

＊大きなフードプロセッサーでつくる時は、材料を2倍にして残りを冷凍保存して下さい。
＊パパイヤ、メロン、バナナなどを冷凍して同様につくることができます。

| | |
|---|---|
| エネルギー | 92kcal |
| たんぱく質 | 2.5g |
| 塩分 | 0.1g |

**栄養のポイント**

ヨーグルトに含まれる乳酸菌には、整腸作用があります。
砂糖の代わりにオリゴ糖を使うと、さらに効果的です。
いちごは果物の中でも特にビタミンCが豊富。新鮮なもの購入し、重ならないようにラップで包んで保存すると、シェイクやソースに使いまわせます。

消化を助けるパパイヤ入りの香り高いデザート

## フルーツアイスクリーム

噛みやすい　飲み込みやすい

**材料（1人分）**

パパイヤ……………40g（1/4個）
バニラアイスクリーム…40g

**つくり方**

1 パパイヤはみじん切りにする。
2 アイスクリームと混ぜ、冷凍庫で冷やし固める。

| | |
|---|---|
| エネルギー | 100kcal |
| たんぱく質 | 1.6g |
| 塩分 | 0.1g |

**栄養のポイント**

アイスクリームに果物を混ぜると、ビタミンCや食物繊維がプラスされ、栄養価が高くなります。

**クッキングアドバイス**

＊パパイヤはたんぱく質分解酵素を含み、アイスクリームと混ぜると溶けるため、再冷凍して固めましょう。
＊マンゴー、メロン、バナナを使っても美味です。

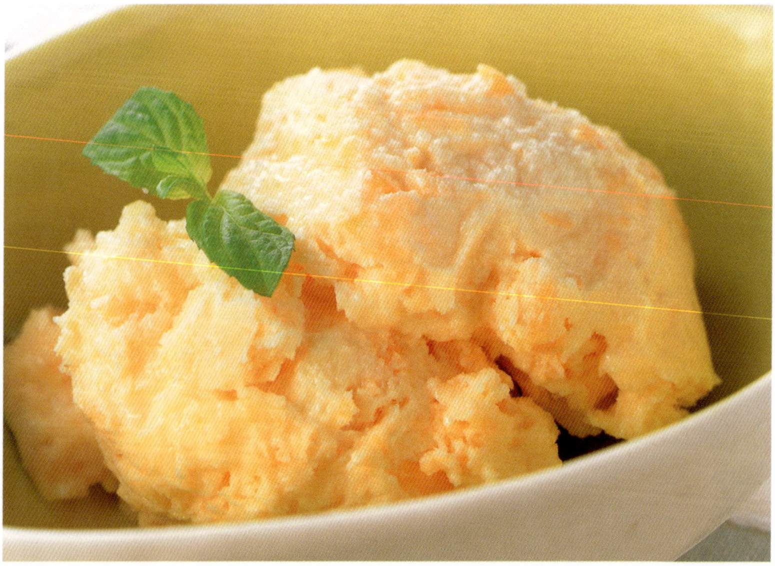

第4章

# 缶詰、びん詰などを使って

保存性が高く、開けてすぐに食べられる
缶詰、びん詰、レトルト粥などは常備しておくととても便利です。
電子レンジやオーブントースターを中心に調理するので、
さらにスピードアップしてつくることができます。

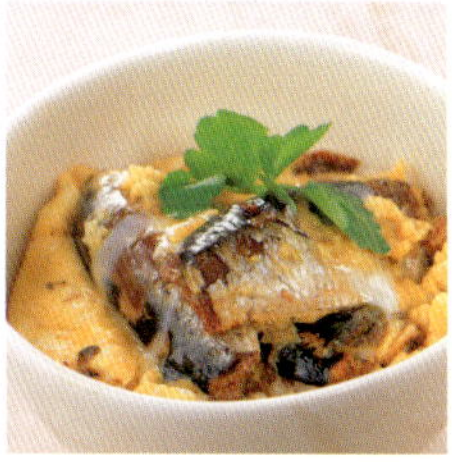
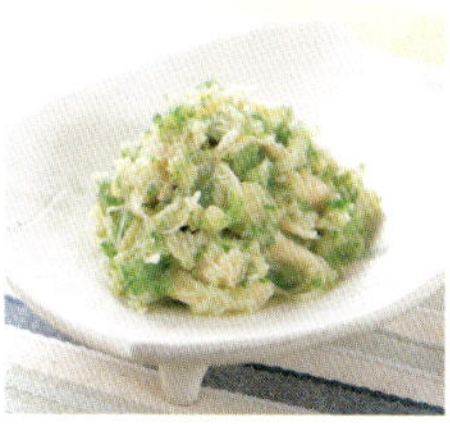
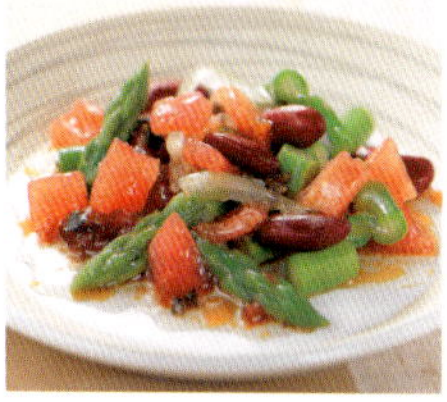
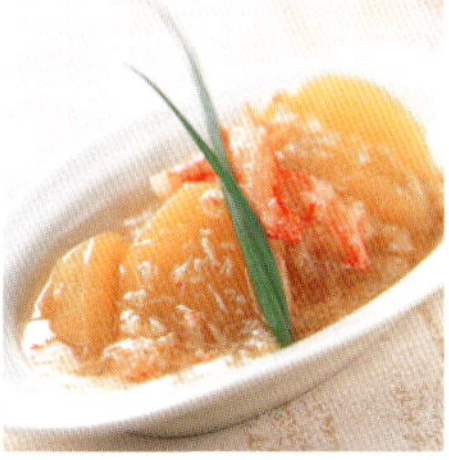
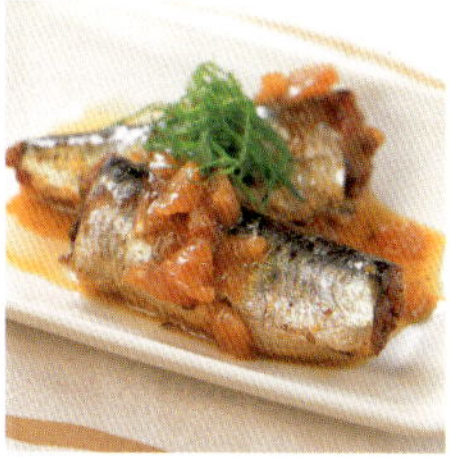
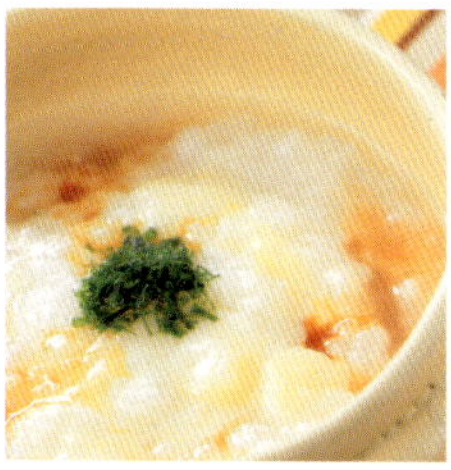
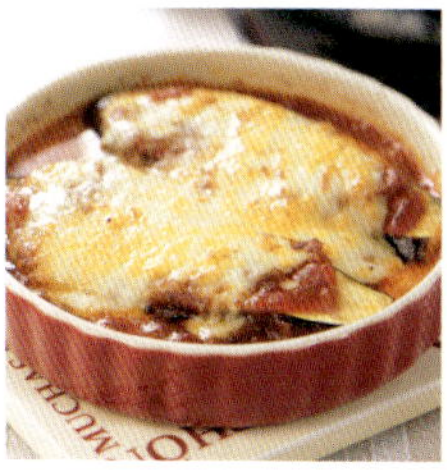
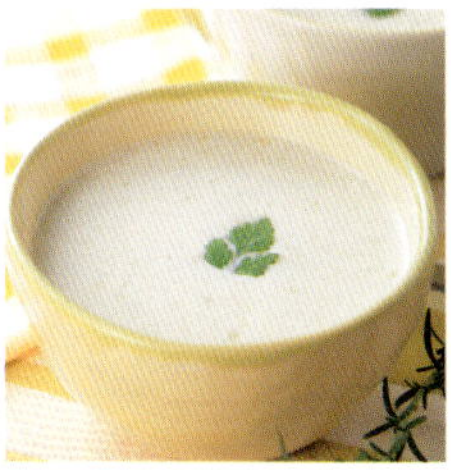
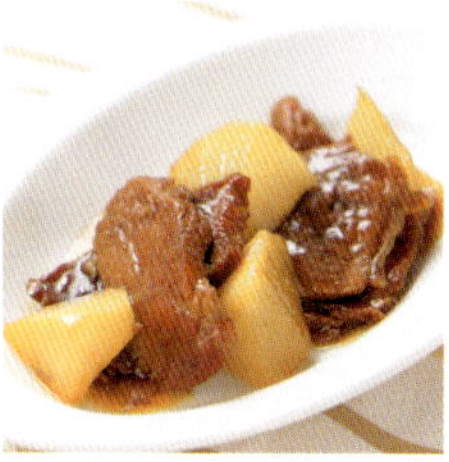
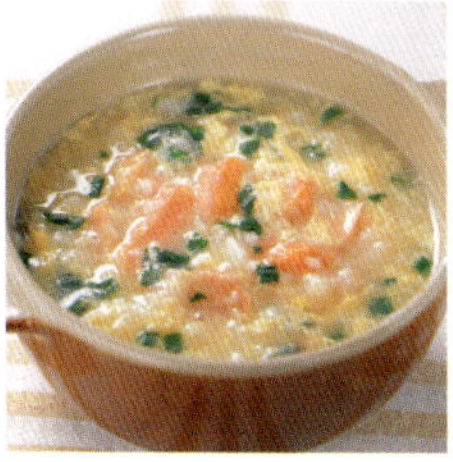
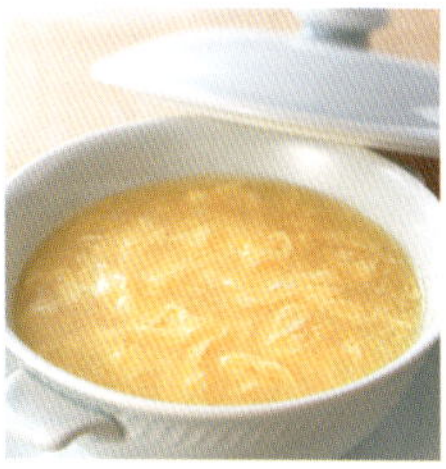
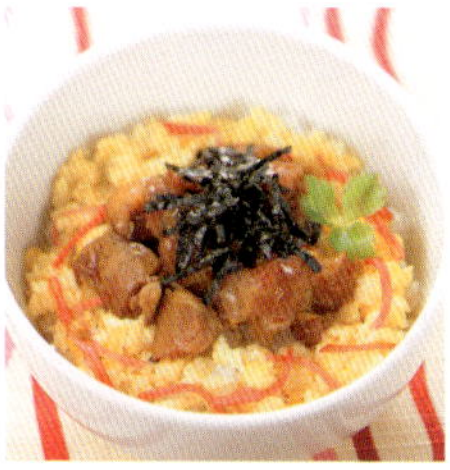
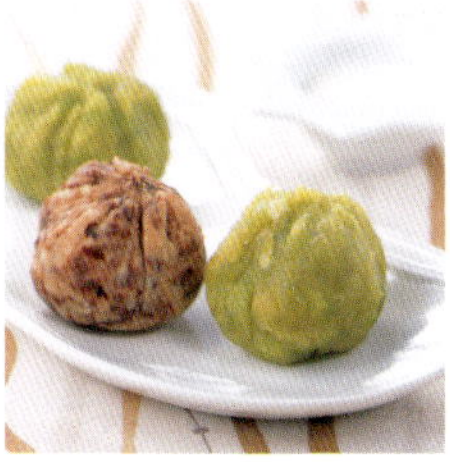
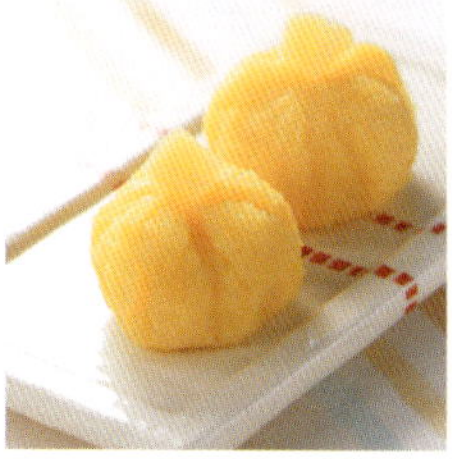

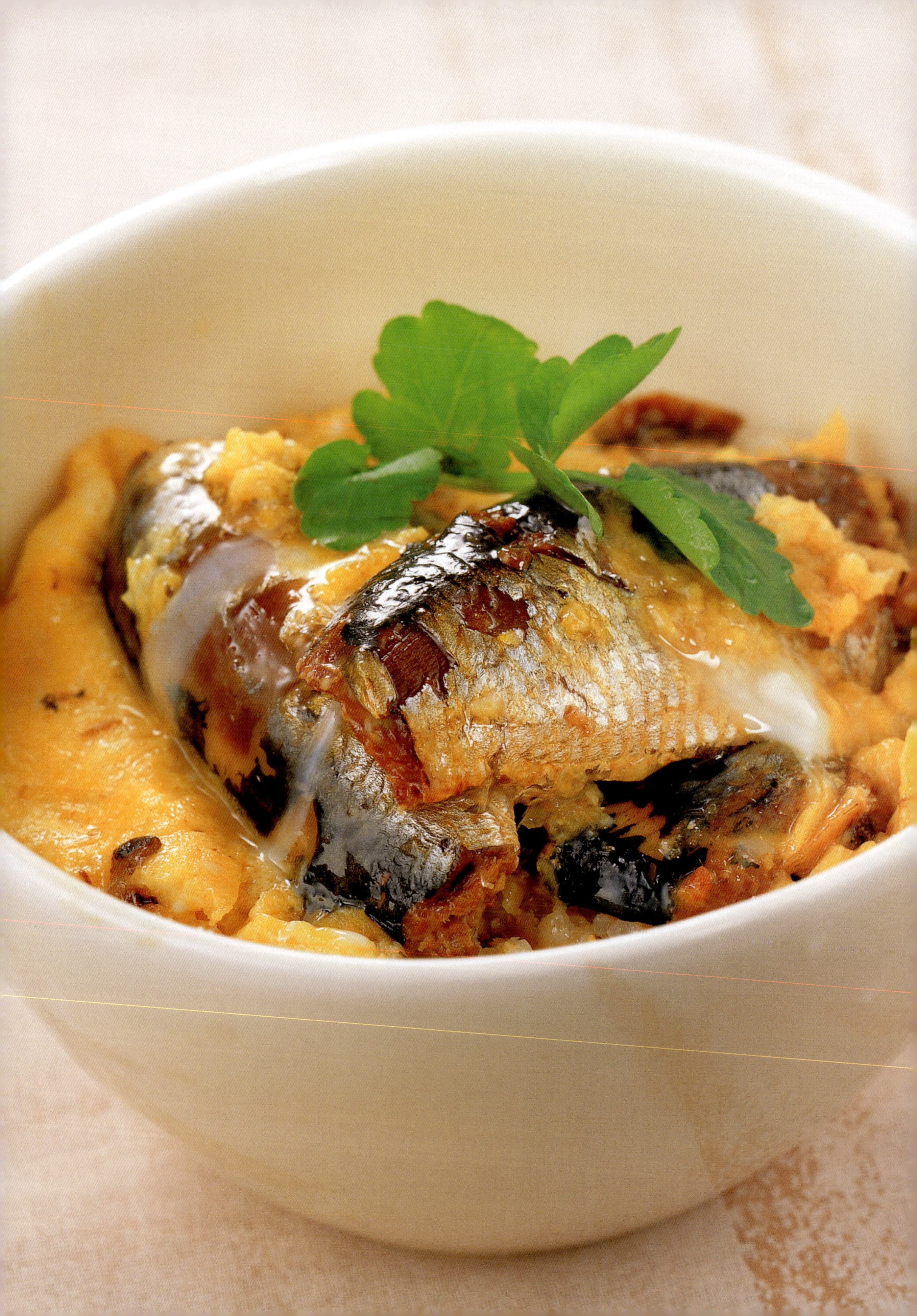

これ一品で1日に必要なカルシウムの$\frac{1}{3}$がとれる

# いわし卵とじ丼

### 材料（1人分）

いわし味つけ缶
……いわしの身40g、缶汁20g
酒 …………………… 大さじ1
おろししょうが ……… 小さじ1
卵 ………………………… 1個
やわらかく炊いた
発芽玄米ごはん ………… 100g
すり胡麻 ………… 小さじ$\frac{1}{2}$強
好みで粉山椒、一味とうがらしなど
飾り用のせり

| | |
|---|---|
| エネルギー | 303kcal |
| たんぱく質 | 17.4g |
| 塩分 | 1.2g |

**栄養のポイント**
いわし、さんまの味つけ缶、蒲焼き缶はミネラル、たんぱく質が豊富。また血液をサラサラにし、動脈硬化や脳卒中、高血圧を予防するEPA、DHAなど、積極的にとりたい脂肪酸もたっぷりです。

### つくり方

1 いわしはたて半分に割る。
2 耐熱器にいわしと缶汁、酒を入れ、いわしにしょうがをまぶす。
3 ラップをかけて電子レンジに1分10秒かける。
4 溶き卵をまわしかけ、ラップをして電子レンジに30秒かけ、そのまま少しおく。
5 発芽玄米とすり胡麻を混ぜて小丼に盛り、4をのせ、好みで粉山椒、とうがらしをふり、せりを飾る。

### クッキングアドバイス

＊やわらかい発芽玄米ごはんは、水500ccに発芽玄米150gを30分漬けてから普通に炊きます。炊き上がりは約450g。
＊発芽玄米ごはんの代わりに「和風オートミール粥」(33ページ)にのせても。
＊さんまの味つけ缶、蒲焼き缶でも同様につくることができます。残った缶食品はラップで包んで冷凍保存できます。
＊ほぐしたいわし缶に、おろししょうが、大根おろし、万能ねぎの小口切り少々を混ぜても一品に。

きゅうりをすりおろしてツナ缶と和えるだけ

# ツナときゅうりのみぞれ和え

**材料（1人分）**

ツナ缶……30g（小缶1/2）
きゅうり……1/2本
めんつゆ……小さじ1

**つくり方**

1　ツナは汁気を軽く切る。きゅうりは皮つきのまますりおろす。

2　1をめんつゆで和える。

**クッキングアドバイス**

*缶詰は水煮の鮭、さば、かに、ホタテでもつくることができます。
*むせがない時は、めんつゆの代わりにポン酢を使えればさっぱりといただけます。
*余ったツナはサンドイッチの具材やサラダに入れて利用できます。

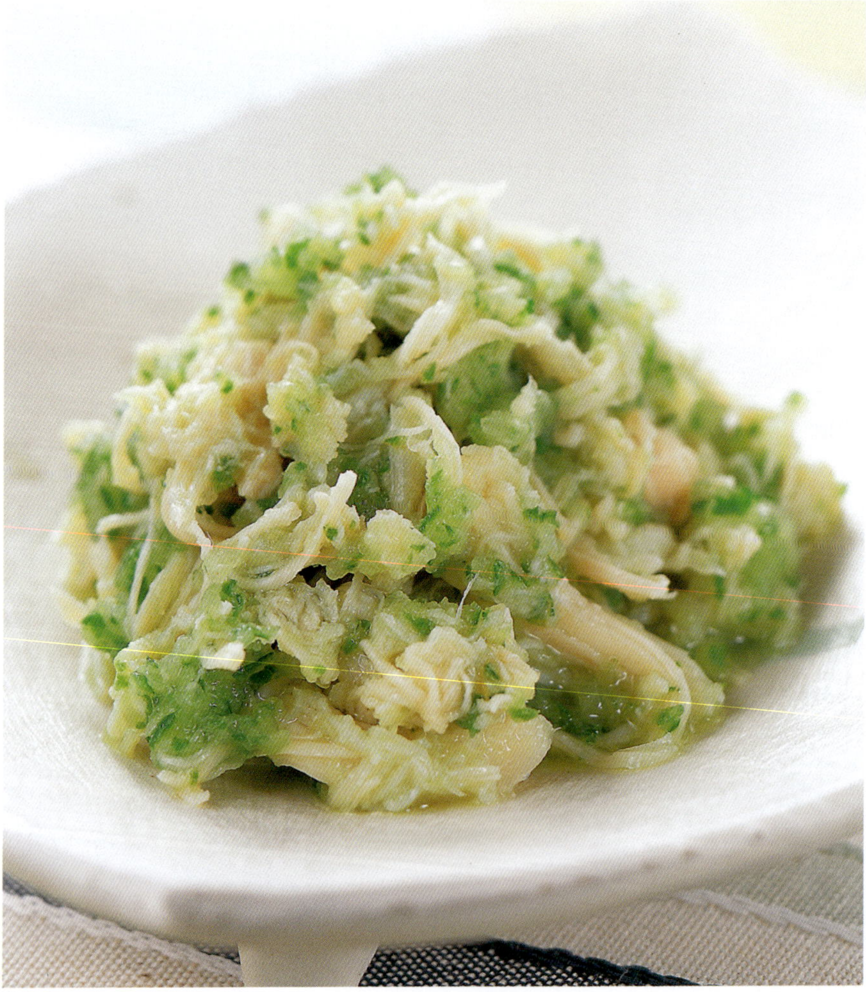

| | |
|---|---|
| エネルギー | 95kcal |
| たんぱく質 | 6.0g |
| 塩分 | 0.7g |

**栄養のポイント**

ツナはエネルギーが高く、たんぱく質の含有量も多いので栄養補給にぴったり。
原料のまぐろは脳や神経によいDHA、血液中の脂肪を減らすEPAの宝庫です。

噛みやすい
体力アップ
塩分ひかえめ
血液サラサラ

豆と加熱した野菜にドレッシングをかけるだけ

# キドニービーンズサラダ

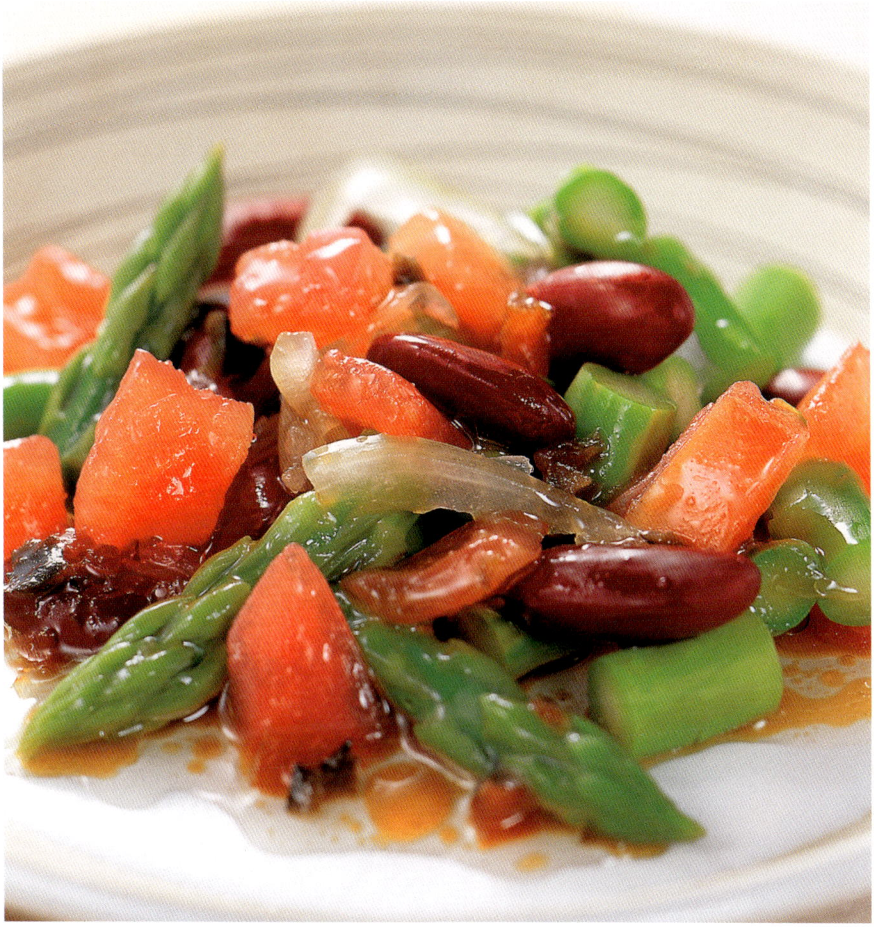

| | |
|---|---|
| エネルギー | 66 kcal |
| たんぱく質 | 3.8 g |
| 塩分 | 0.5 g |

栄養のポイント

レッドキドニービーンズ30gには食物繊維が3.5gとたっぷり含まれているので、便秘がちな方に最適です。

### 材料（1人分）

トマト……15g
アスパラガス……20g
玉ねぎの薄切り……5g
レッドキドニービーンズの水煮（赤いんげん豆）……30g
イタリアンドレッシング（市販）……大さじ1

### つくり方

1 トマトは熱湯にさっとつけて皮をむき、種を除いて1cm角に切る。

2 アスパラガスはラップをして電子レンジに30秒かけ、好みの長さに切る。

3 玉ねぎは茹でる。

4 皿に汁気を切ったレッドキドニーを盛り、1、2、3を彩りよくのせ、ドレッシングをかける。

### クッキングアドバイス

＊レッドキドニービーンズの水煮は、缶詰またはびん詰で市販されています。ドライパックは皮が固い場合があるので、むせがある方は避けましょう。

電子レンジなら短時間でやわらかくできる

# かぶのかにあんかけ

### 材料（1人分）

かぶ（皮を除いた正味60ｇ）……小1個

A
- 和風だしの素（粉末）……小さじ1/2
- みりん……小さじ1/2
- しょうゆ……小さじ1/3
- 熱湯……1/4カップ

B
- かに缶……15ｇ
- しょうが汁……小さじ1/4
- 片栗粉……小さじ1（水小さじ2で溶いておく）

飾り用の万能ねぎ

### つくり方

1 かぶは一口大に切る。

2 耐熱器にかぶを入れてラップをかけ、電子レンジに1分半かける。

3 Aの材料を加えて混ぜ、オーブンペーパーを液面にぴたりとかぶせ、小皿で重しをして電子レンジに3分かける。

4 その間にBの材料を混ぜる。

5 小皿とオーブンペーパーを除き、4を混ぜ、余熱で火を通してトロミをつける。

### クッキングアドバイス

＊かぶの代わりに、とうがんの内側のやわらかい部分で同様につくることができます。

＊最後に胡麻油を混ぜると、中華風に仕上がります。かに缶の代わりにかに風味かまぼこを使っても。

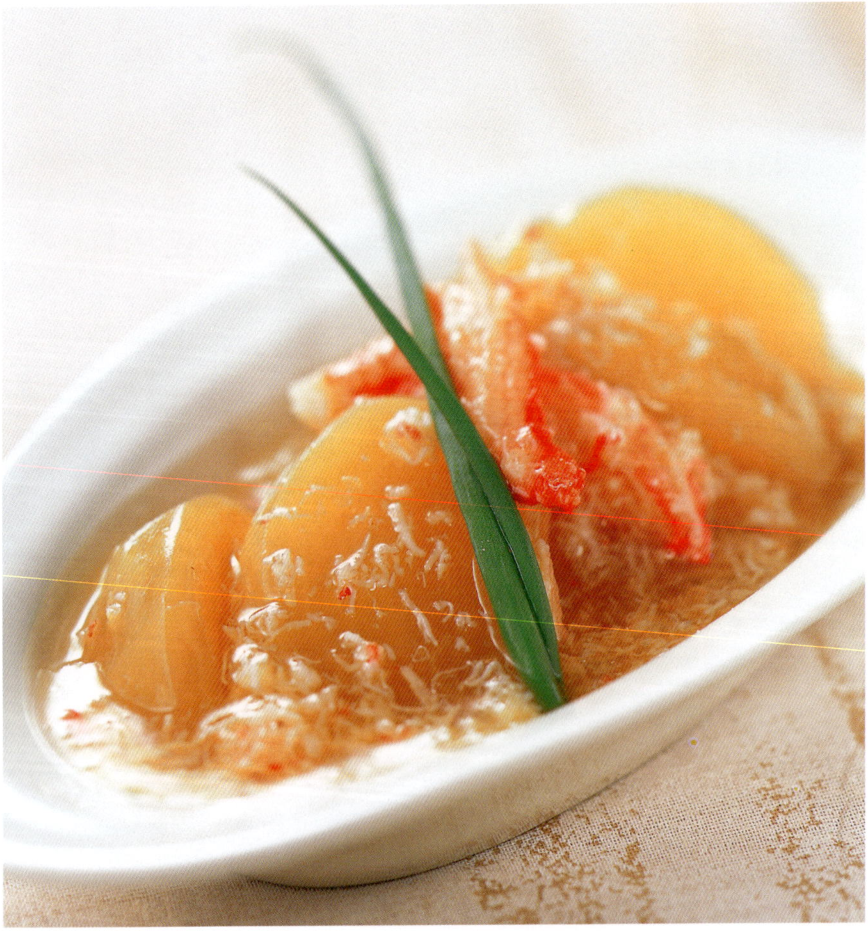

| | |
|---|---|
| エネルギー | 49 kcal |
| たんぱく質 | 4.1 g |
| 塩分 | 1.1 g |

### 栄養のポイント

かに缶は褥そう予防効果のある亜鉛が豊富。サラダや混ぜごはんに使いまわしましょう。

噛みやすい

抵抗力がつく

水分たっぷり

骨ごと食べてカルシウムたっぷり、さっぱりと梅味で
# いわし缶梅煮

| エネルギー | 170 kcal |
| たんぱく質 | 16.4 g |
| 塩分 | 1.7 g |

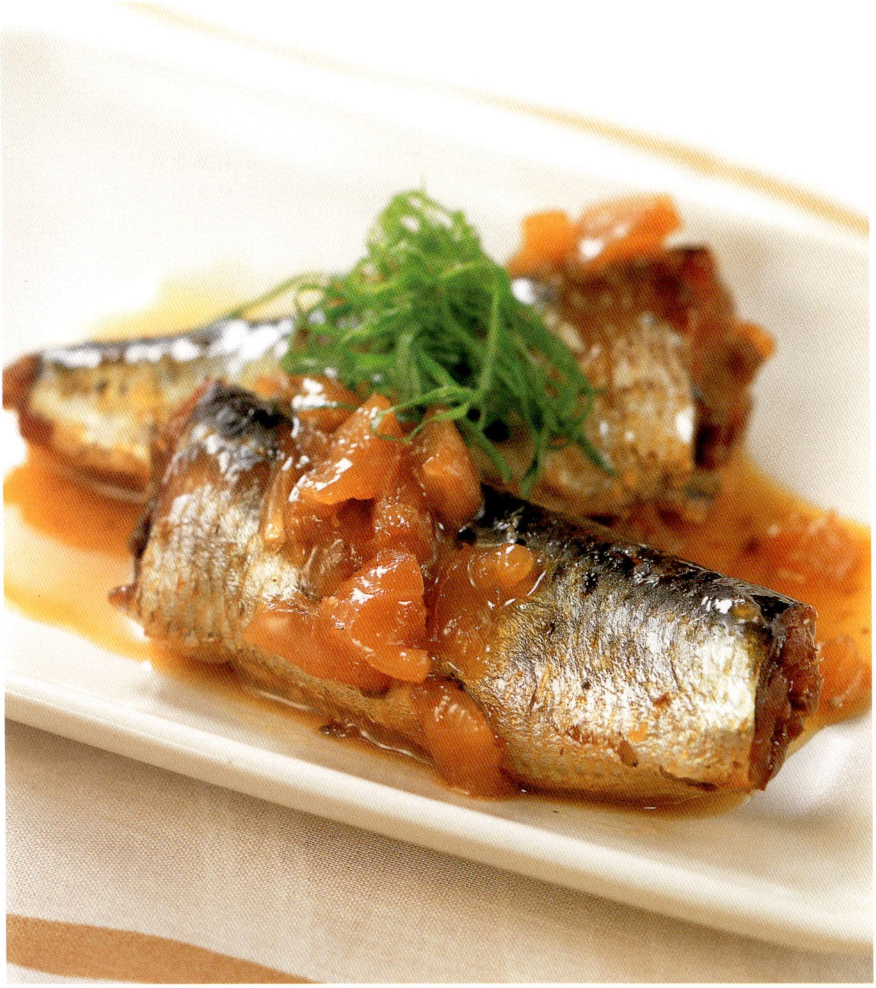

**栄養のポイント**
この一品で1日に必要なカルシウムの約半分がとれます。カルシウム不足になりやすい高齢者におすすめです。

### 材料（1人分）
梅干し …………………… 1/2個
みりん …………………… 小さじ2
酒 ………………………… 小さじ1
いわし味つけ缶 …… 80g（1缶）
水 ………………………… 50cc
大葉 ……………………… 2枚

### つくり方
1　梅干しは種を取ってほぐし、みりん、酒と混ぜる。
2　鍋にいわしと缶汁の半量、水、1を加えて水分がなくなるまで煮る。
3　大葉は細切りにする。
4　器に盛り、大葉を飾る。

### クッキングアドバイス
＊小骨が多く介護食に向かないいわしも、缶詰なら小骨を気にせず食べられます。
＊梅干しで煮ると缶詰特有の臭みも消え、食欲が落ちやすい季節のさっぱりした一品に。ごはんや白粥にのせてもおいしくいただけます。

噛みやすい
カルシウムたっぷり

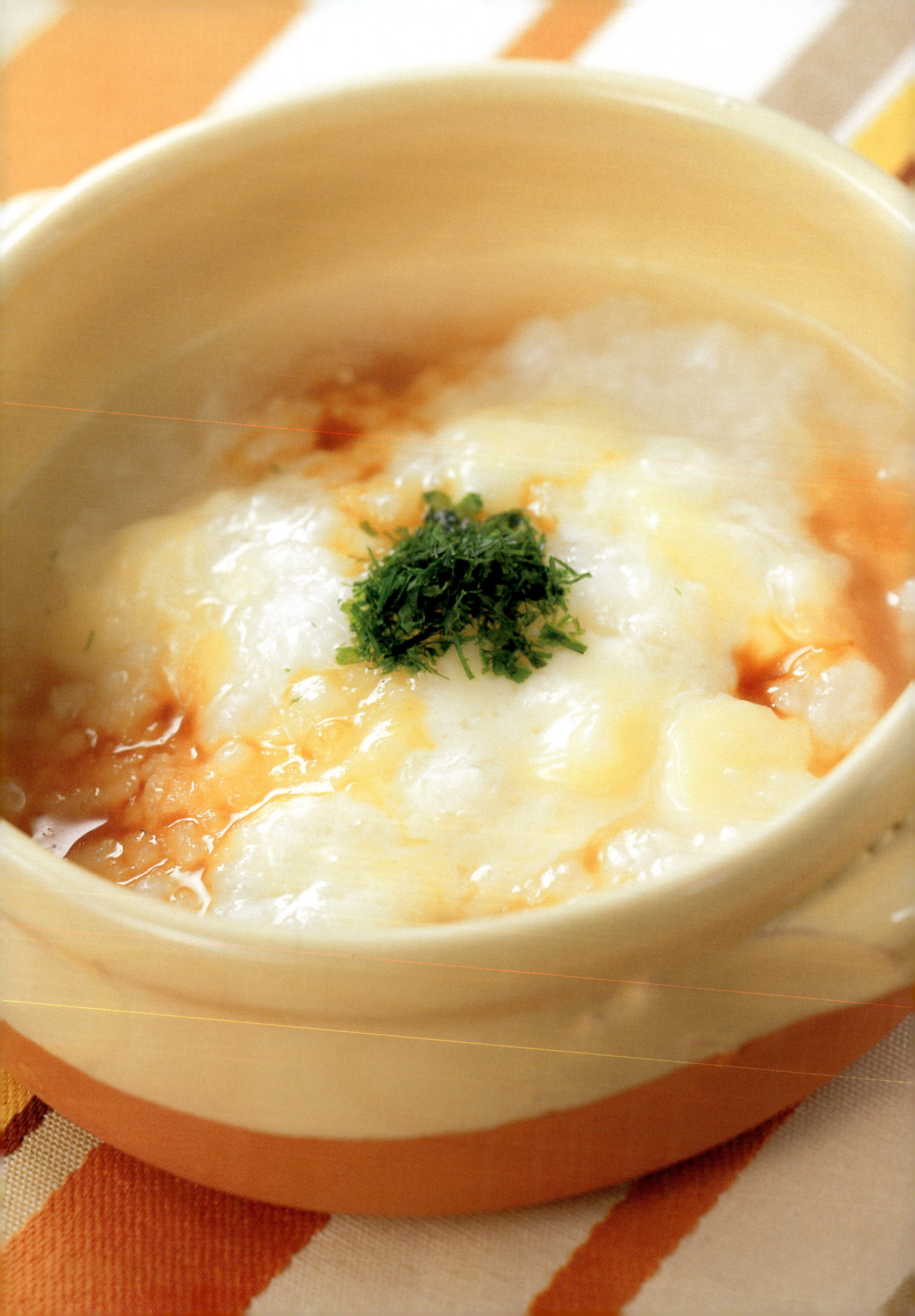

しょうゆの香りが風味の決め手

# カマンベールチーズの和風リゾット

材料（1人分）

カマンベールチーズ ……… 20g
レトルト白粥 ……………… 120g
青のり ………………………… 少々
しょうゆ ……………… 小さじ1/3

| | |
|---|---|
| エネルギー | 149 kcal |
| たんぱく質 | 5.3 g |
| 塩分 | 0.7 g |

栄養のポイント

チーズを加えるとコクが出て、たんぱく質、カルシウム、ビタミンAなどの栄養価もアップ。和風の献立に取り入れにくいチーズも、白粥とは相性がよく、おいしく召し上がれます。

つくり方

1 カマンベールチーズは皮の部分が固いと感じる方は、取り除き、一口大に切る。

2 茶碗に白粥、カマンベールチーズを入れ、ラップをして電子レンジに約1分30秒かける。

3 青のりとしょうゆをかける。

クッキングアドバイス

※白粥とチーズ、青のり、しょうゆの味のバランスが新しい一品。白粥はそのままでも、おかずを加えてもおいしく、高齢者に好まれる食品です。

噛みやすい
飲み込みやすい
カルシウムたっぷり

なすとソースを重ねて焼くだけ

# なすのミートソースグラタン

### 材料（1人分）

なす……………………………1個
ホワイトソース缶…………20g
ミートソース缶……………60g
ピザ用チーズ………………20g
粉チーズ……………………2g
バター………………………5g

### つくり方

1 なすはへたを取り、たて5等分して皿に重ならないように並べ、ぴったりラップをして電子レンジに1分間かける。

2 なすをひっくり返して再び30秒、電子レンジにかける。

3 耐熱器の底からなす、ホワイトソース、ミートソースの順に2回くり返して重ねる。

4 ピザ用チーズ、粉チーズ、バターをのせ、トースターで焦げ目がつくまで焼く。

### クッキングアドバイス

＊なすをパスタ代わりに使ったグラタンです。なすはそのままでは固いので、レンジにかけてやわらかくします。また、油で揚げるとなすはさらにやわらかくなります。

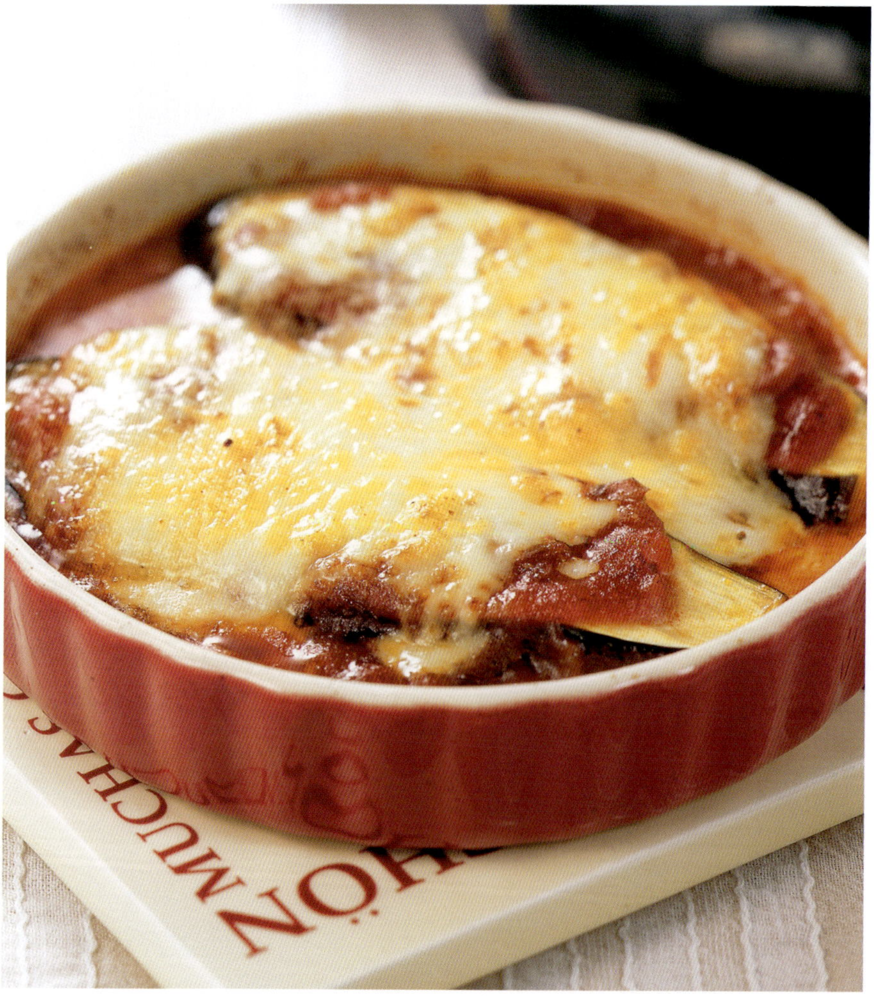

| | |
|---|---|
| エネルギー | 213kcal |
| たんぱく質 | 8.8g |
| 塩分 | 1.8g |

### 栄養のポイント

チーズを多く使うので、カルシウムが豊富。この一品で1日に必要なカルシウムの約1/3（1食分）をとることができます。

マッシュポテトで手間なし本格スープ
# ヴィシソワーズ

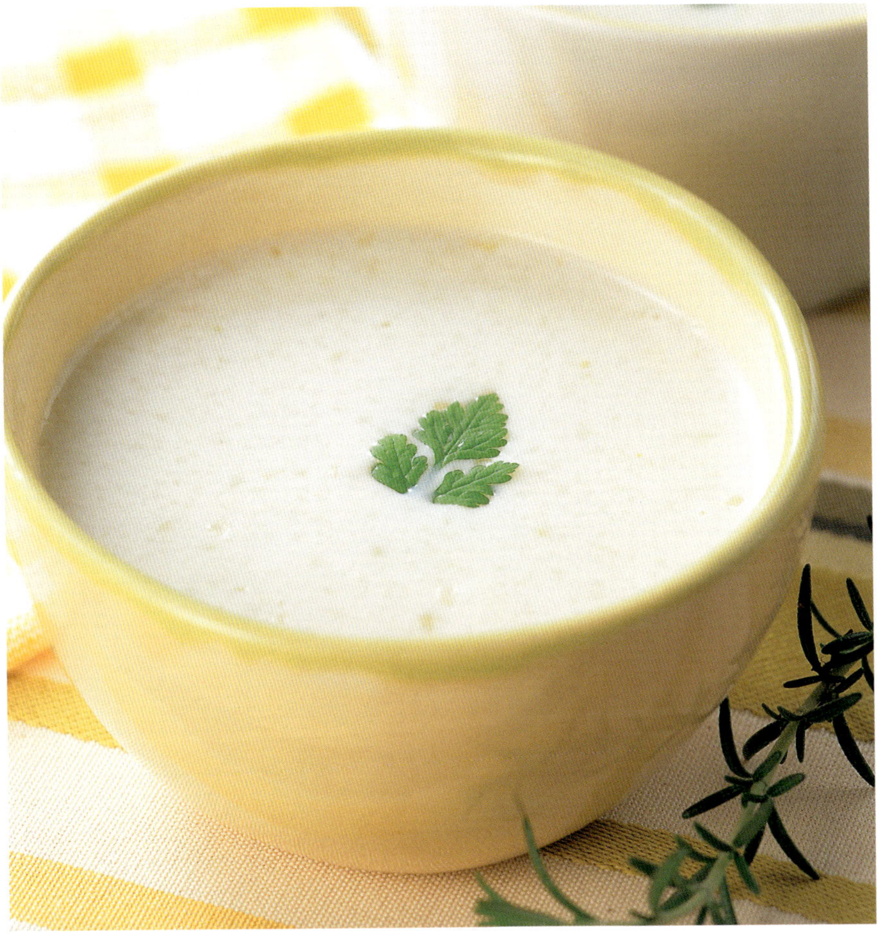

| エネルギー | 126 kcal |
| --- | --- |
| たんぱく質 | 4.4 g |
| 塩分 | 1.0 g |

### 栄養のポイント
このスープ1杯で白粥約1杯分のエネルギーがとれます。
じゃがいもで適度なトロミがつくので、飲み込みが困難な方にもおすすめ。
牛乳を使うのでカルシウムがとれますが、さらにスキムミルク大さじ1杯程度を加えると、スープ1杯で1食に必要なカルシウム（200mg）がとれます。

### 材料（1人分）
- 玉ねぎのみじん切り ……… 30g
- 長ねぎのみじん切り ……… 10g
- バター …………………… 少々
- 水 ………………………… 100cc
- 固形コンソメ …………… 1/4個
- マッシュポテトの素
  　………… 大さじ2 1/2（10g）
- 牛乳 ……………………… 100cc
- 塩、こしょう …………… 各少々
- 飾り用のチャービル

### つくり方
1. 玉ねぎと長ねぎを小鍋に取り、バターで炒める。
2. 透明になってきたら水とコンソメを加える。
3. 沸騰したら火を止め、マッシュポテトの素を加えて混ぜ、ミキサーにかける。
4. 小鍋に戻して牛乳を加え、塩、こしょうで味を調える。
5. 冷蔵庫で冷やし、好みでチャービルを添える。

### クッキングアドバイス
＊夏は冷やして、冬は温めても美味。バターが多すぎると冷やしたときに固まるので注意しましょう。

飲み込みやすい

水分たっぷり

ごはんによく合う甘辛味

# 牛肉の大和煮と大根の炊き合わせ

**材料（1人分）**

大根……………………………30g
牛肉大和煮缶………………½缶
酒…………………………大さじ2

**つくり方**

1　大根は皮をむき、乱切りにし、ラップをして電子レンジに30秒かける。

2　小鍋に大和煮の肉、缶汁を入れ、1、酒を加えて味がなじむまで煮る。

**クッキングアドバイス**

＊大根は電子レンジで下処理すると、調理時間が短縮できます。煮るのに時間がかかる根菜類は、同様に電子レンジで下処理しましょう。

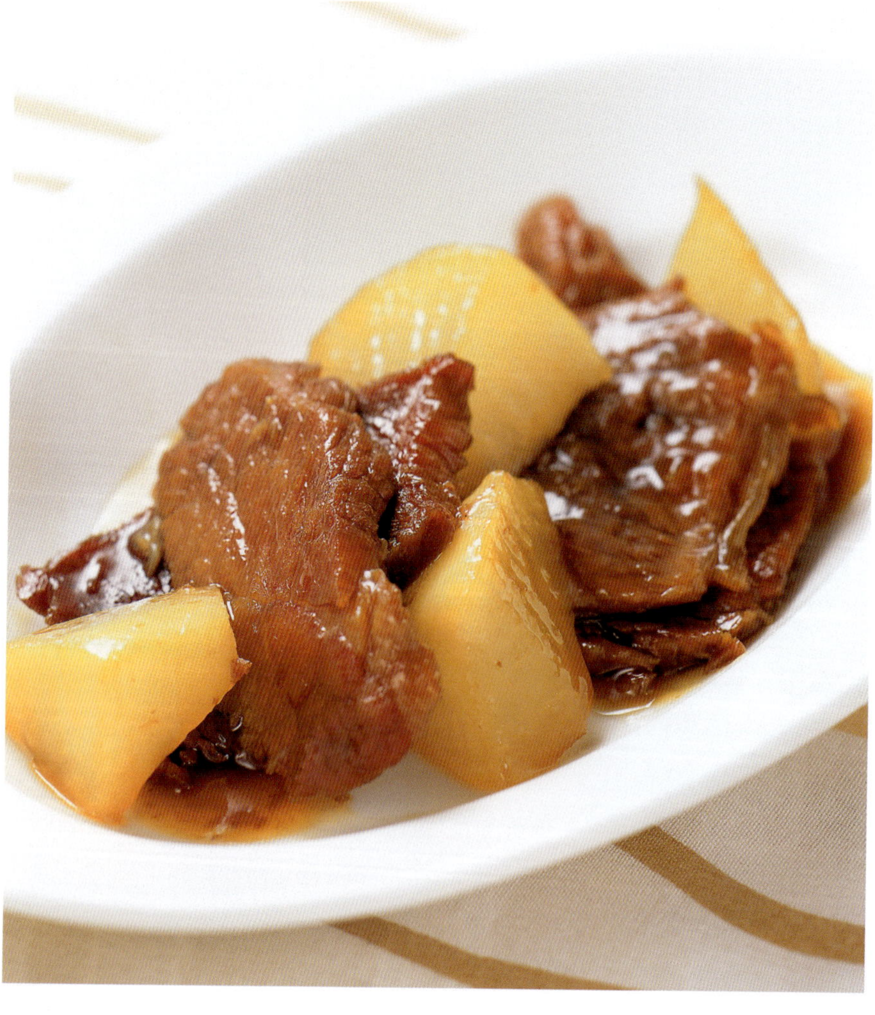

| | |
|---|---|
| エネルギー | 132kcal |
| たんぱく質 | 11.8g |
| 塩分 | 1.1g |

**栄養のポイント**

牛肉は動物性たんぱく質を多く含み、鉄やビタミンB2も豊富。缶詰なのでやわらかく、食べやすい一品です。

飽きのこないシンプルな組み合わせ

# 鮭とほうれん草のお粥

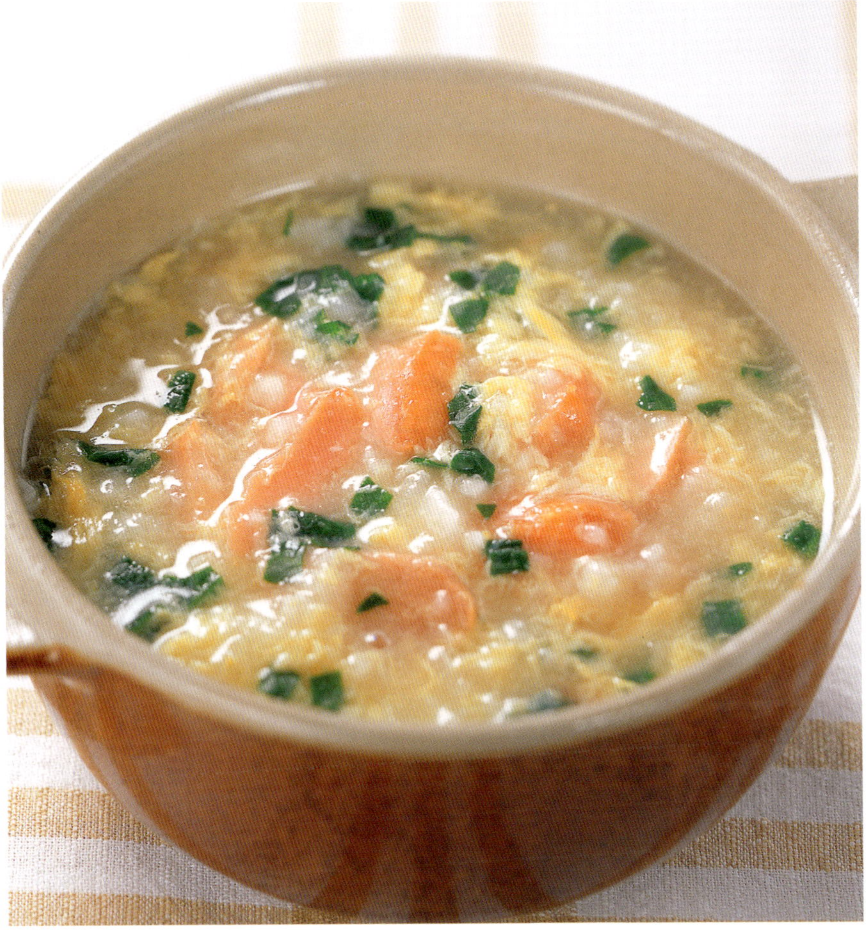

| | |
|---|---|
| エネルギー | 140kcal |
| たんぱく質 | 7.7g |
| 塩分 | 0.6g |

**栄養のポイント**

ほうれん草をたっぷり入れて抗酸化力の強いβカロチンの補給を。ほうれん草30gに1260μg含まれています。

### 材料（1人分）

- ほうれん草の葉先 …………… 30g
- 甘塩鮭 …………………………… 20g
- レトルト卵粥 ‥ 125g（約1/2袋）

### つくり方

1　ほうれん草は茹でて水に取り、水気を切って細かく切る。

2　甘塩鮭はラップをし、電子レンジに約50秒かけて皮、骨を除き、細かくほぐす。

3　小丼に卵粥、1、2を入れて混ぜ、電子レンジに約2分かける。

### クッキングアドバイス

＊甘塩鮭の代わりに、鮭フレークのびん詰を使えば、よりかんたんです。

＊ほうれん草の葉先を切る場合、たて、横に細かく包丁を入れると食べやすくなります。

### ねぎと胡麻油の香りが食欲をそそる
# 中華風コーンスープ

#### 材料（1人分）
- 胡麻油 …………………… 少々
- 長ねぎのみじん切り ……… 5g
- 水 ………………………… 200cc
- 固形コンソメ …………… 1/4個
- コーン缶（クリームタイプ）
  ………………………………… 25g
- 砂糖 ……………………… 小さじ1/2
- 片栗粉 …………………… 小さじ1/2
- 卵 ………………………… 1/2個

#### つくり方
1. 鍋に胡麻油を入れ、長ねぎを炒める。
2. 1に水とコンソメを加えて煮立て、コンソメが溶けたらコーンと砂糖を加える。
3. 同量の水（分量外）で溶いた片栗粉でトロミをつける。
4. スープをかき混ぜながら溶きほぐした卵を加える。

#### クッキングアドバイス
＊飲み込みが困難で口の中に長ねぎ、コーンが残る時は、作り方2の後で裏漉してから3〜4の作業を行なって下さい。

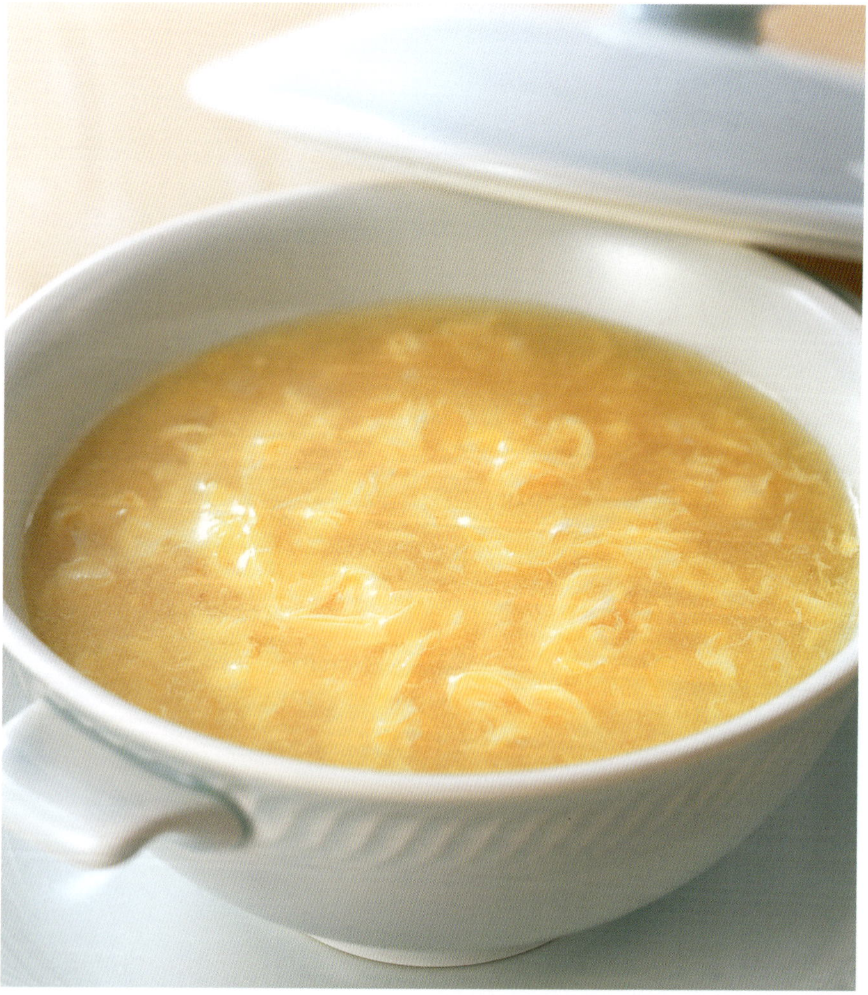

| | |
|---|---|
| エネルギー | 82kcal |
| たんぱく質 | 4.2g |
| 塩分 | 0.8g |

#### 栄養のポイント
この一品で80kcalのエネルギーがとれ、たんぱく質や食物繊維も豊富。栄養バランスがいい上に、水分も補給できます。
コーンは疲労回復に効果があります。

- 噛みやすい
- 飲み込みやすい
- 整腸作用
- 水分たっぷり

ボリューム感たっぷりの甘辛味が人気
# 焼き鳥丼

| エネルギー | 342 kcal |
| たんぱく質 | 17.6 g |
| 塩分 | 4 g |

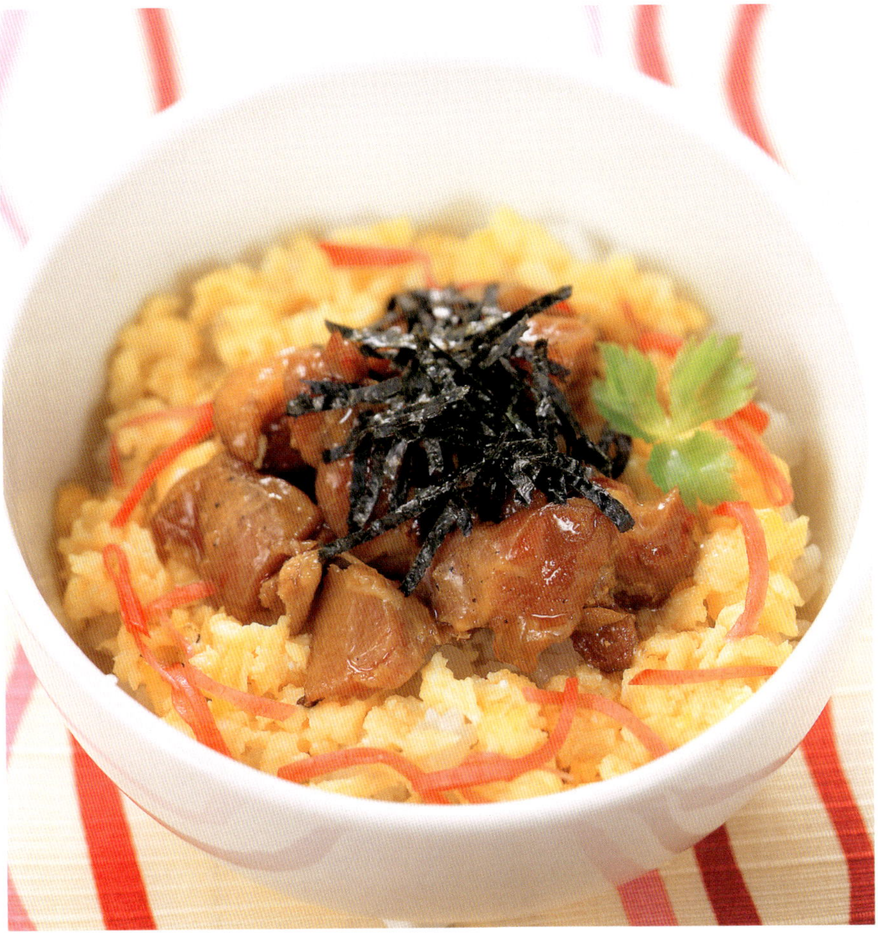

**栄養のポイント**
市販の焼き鳥缶を使うとやわらかくて食べやすく、味がしみ込んでいるので保存が出来て便利。常備すると動物性たんぱく質をとりたい時に役立ちます。緑黄色野菜を使った副菜を添えましょう。

## 材料（1人分）
- ごはん ……………… 100g
- 溶き卵 ……… 25g（1/2個分）
- 砂糖 ……………… 小さじ1/2
- 塩 …………………………… 少々
- 酒 ………………… 小さじ1/2
- 焼き鳥缶 ………………… 40g
- きざみのり ……………… 少々
- 紅しょうが ……………… 3g
- 飾り用のみつば

## つくり方
1. ごはんはやわらかめに炊く。
2. 溶き卵に砂糖、塩、酒を加えて鍋に入れ、弱火で半熟の炒り卵をつくる。
3. 小丼にごはんを盛り、焼き鳥と缶の汁をかけてラップをし、電子レンジに3分かける。
4. 焼き鳥の上にきざみのり、まわりに炒り卵を盛り、紅しょうがを散らし、みつばを添える。

## クッキングアドバイス
* 市販の焼き鳥も利用できますが、身が固い時は細かく切り、たれでトロミをつけると食べやすくなります。
* 炒り卵を少量つくる時は、電子レンジを利用してもいいでしょう。

噛みやすい

体力アップ

甘ずっぱいフルーティーな和菓子

# パイナップルとさつまいもの茶巾絞り

噛みやすい　抵抗力がつく　塩分ひかえめ

**材料（2個分）**

ふかしさつまいも（レトルト）…60g
パイナップル缶スライス…$\frac{1}{2}$切
パイナップル缶汁……大さじ1
砂糖……大さじ1
飾り用のパイナップルの角切り

**つくり方**

1 さつまいもは皮をむいてマッシャーでつぶす。
2 パイナップルは粗みじんに切って、水気を切る。
3 1に2と缶汁、砂糖を混ぜる。
4 ラップで茶巾絞り2個をつくり、パイナップルを飾る。

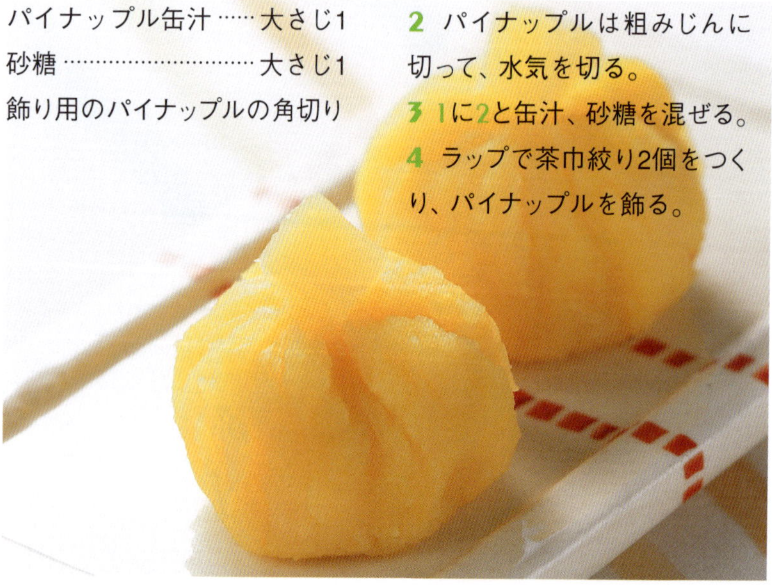

**クッキングアドバイス**

＊さつまいもは、生を洗ってラップに包み、電子レンジに3分かけて用いてもいいでしょう。
＊パイナップル缶は、りんごを電子レンジにかけて代用しても美味。

| | |
|---|---|
| エネルギー | 40 kcal |
| たんぱく質 | 0.8 g |
| 塩分 | 0 g |

**栄養のポイント**

食物繊維を多くとるためには、裏漉すよりマッシャーでつぶす方が効果的。
パイナップルのように固いものでも、さつまいもと混ぜると食べやすくなります。

こっくりした甘味に、ほのかな酸味が好相性

# 煮豆茶巾のヨーグルトソース添え

噛みやすい　整腸作用

**材料（1人分）**

煮豆（市販）……40g
シナモンシュガー……少々
プレーンヨーグルト
……大さじ1 $\frac{1}{3}$
オリゴ糖……大さじ$\frac{1}{2}$

| | |
|---|---|
| エネルギー | 95 kcal |
| たんぱく質 | 2.8 g |
| 塩分 | 0.1 g |

**栄養のポイント**

豆は食物繊維がたいへん多く、便秘予防効果があります。さらにヨーグルトに含まれる乳酸菌には整腸作用があり、オリゴ糖が乳酸菌の餌となっておなかのトラブル解消におすすめの一品です。

**つくり方**

1 ボールに水分を除いた煮豆とシナモンシュガーを入れてマッシャーでつぶし、ラップで包んで茶巾に絞る。
2 ラップを除いて器に盛る。
3 好みでヨーグルトとオリゴ糖を混ぜてかけ、シナモンシュガーをふる。

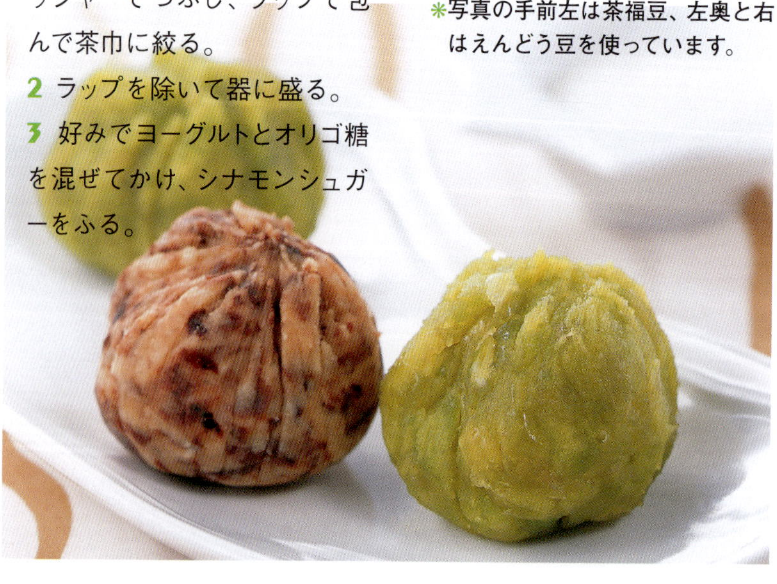

**クッキングアドバイス**

＊煮豆の水分をよく除くことがきれいな茶巾にするコツ。茶巾にせず山高に盛ってもOKです。
＊写真の手前左は茶福豆、左奥と右はえんどう豆を使っています。

## 第5章

# 市販の惣菜と乾めんを工夫して

ときにはデパ地下やコンビニ惣菜の味も新鮮です。
ただし、市販の惣菜は塩分が強い傾向があるので、
高齢者の体調に合わせて調節することがポイント。
市販の味もひと手間加えるだけで、
家庭の味にアレンジできます。

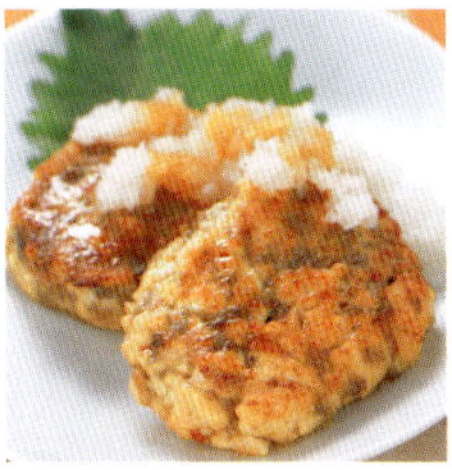
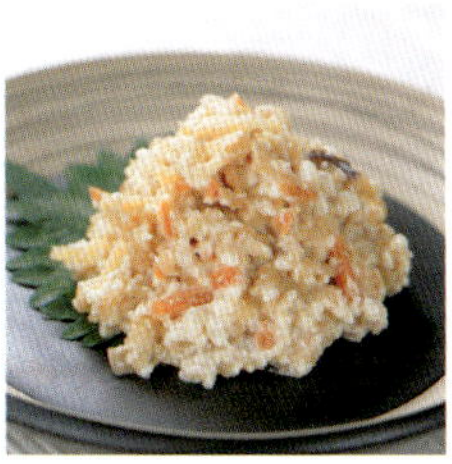
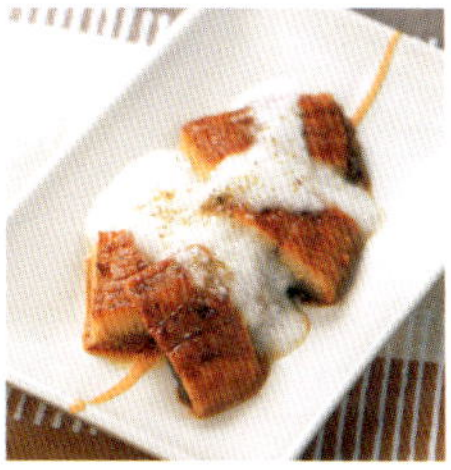
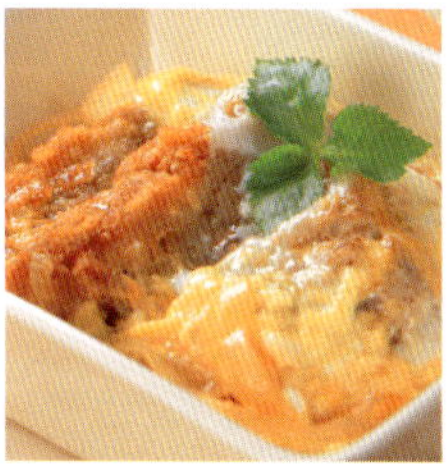
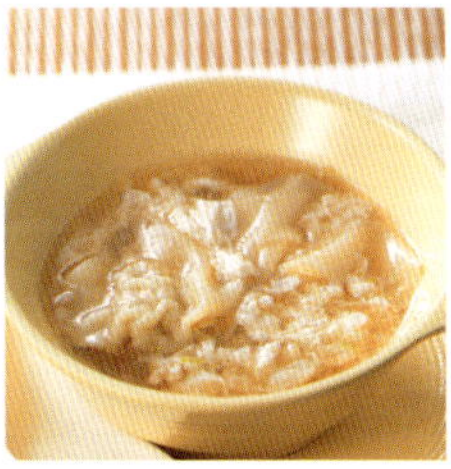
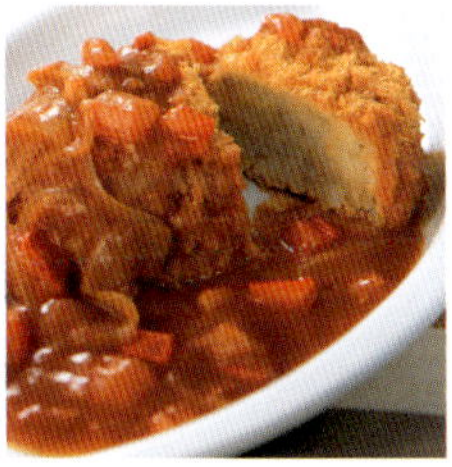
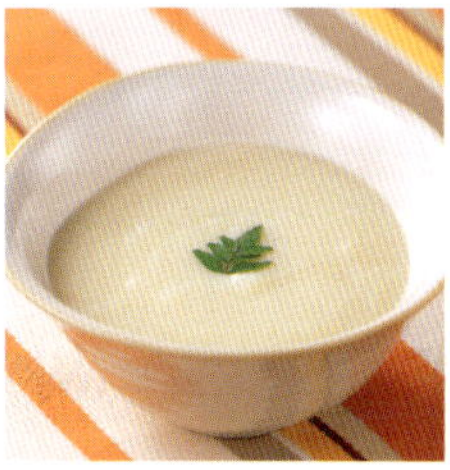
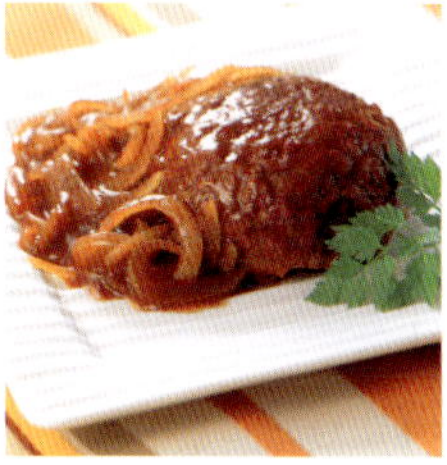
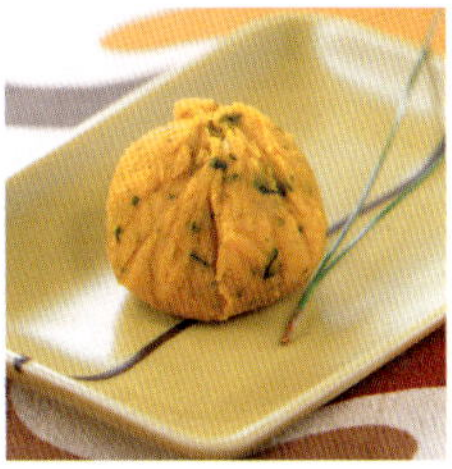
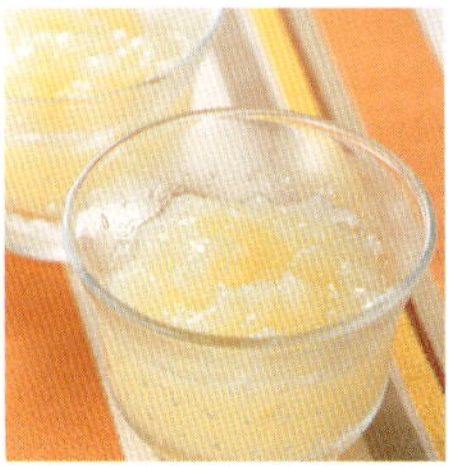
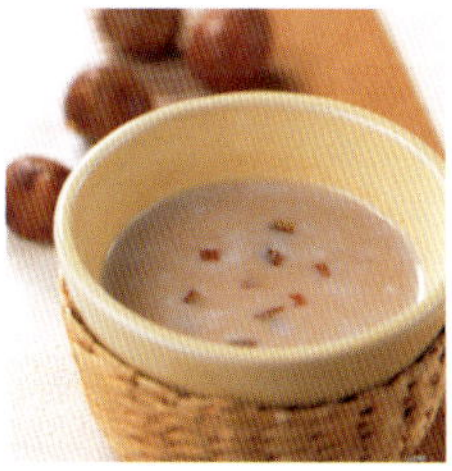
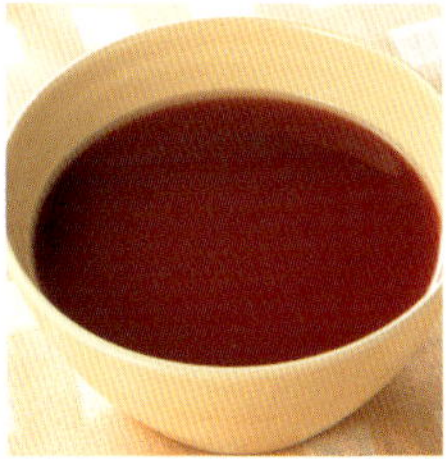
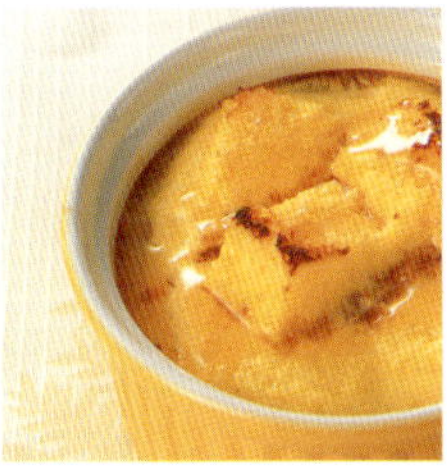
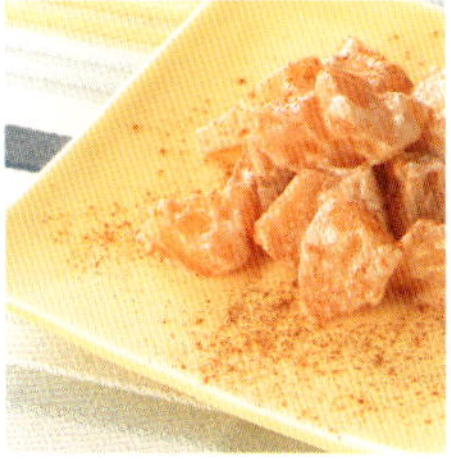
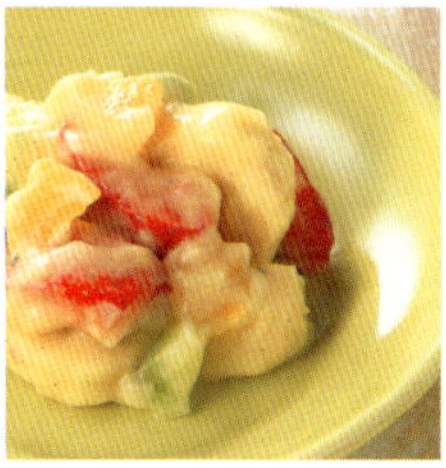

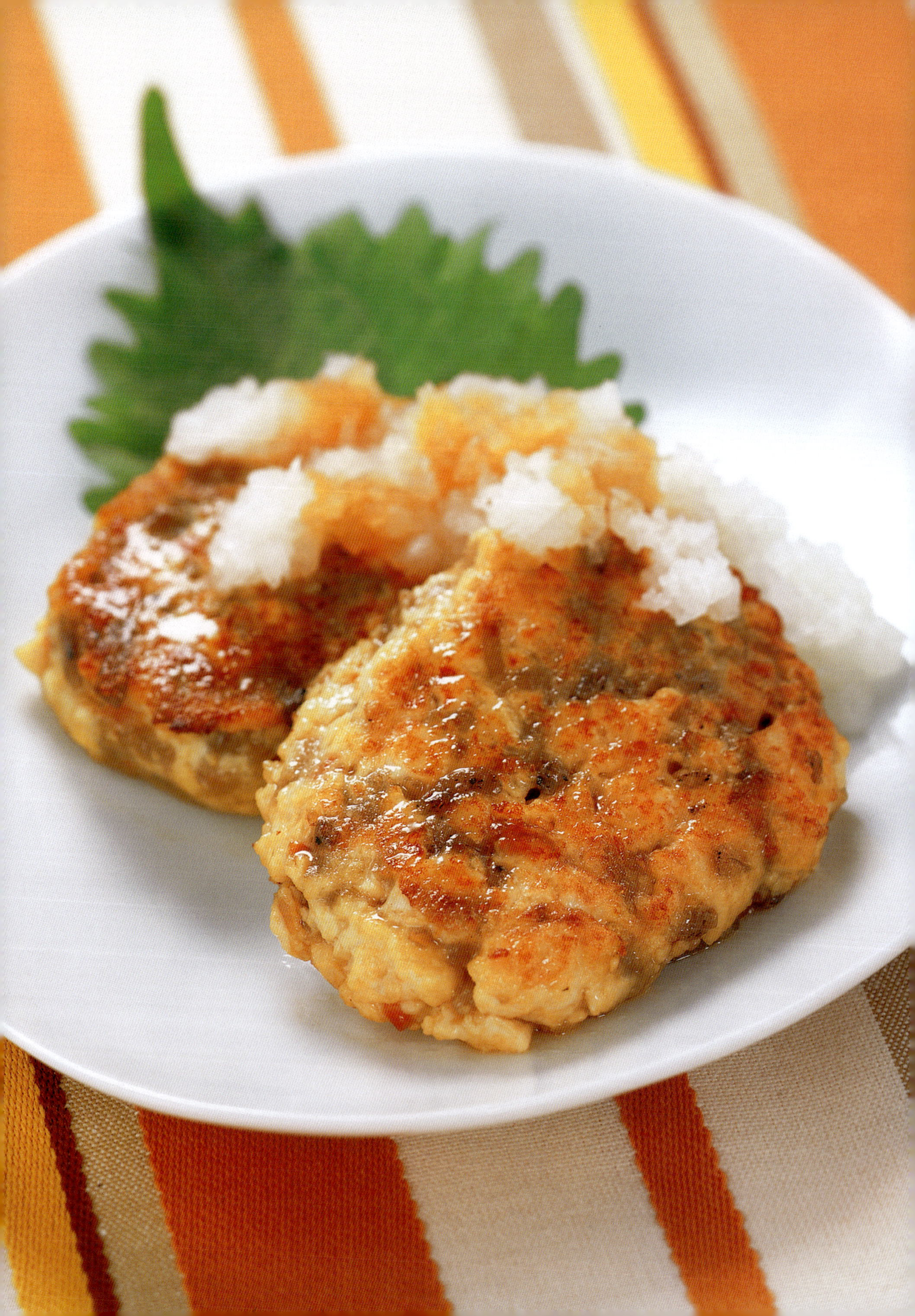

香ばしい香りが食欲をそそる
# きんぴらけんちん焼き

## 材料（1人分）
木綿豆腐 ………… 1/3丁（100g）
きんぴらごぼう（市販）…… 30g
A ┌ 卵 ……………………… 1/5個
　├ 酒 …………………… 小さじ1/2
　└ 片栗粉 …………………… 大さじ1
サラダ油 …………………… 適量
B ┌ 水 …………………… 小さじ2
　└ めんつゆ ……………… 小さじ1
大根おろし ………………… 50g
大葉 ………………………… 1枚
ポン酢 …………………… 小さじ1

| エネルギー | 257kcal |
| たんぱく質 | 9.6g |
| 塩分 | 1.4g |

### 栄養のポイント
ごぼうに含まれるイヌリンという成分は、腎臓の機能を高める作用があるため常食すれば体内の毒素を排泄するので、血液を浄化し、美肌を保ちます。

## つくり方
**1** 豆腐はキッチンペーパーで包み、電子レンジに約1分半かけて水切りする。

**2** きんぴらごぼうは汁気を切って細かく切る。

**3** 豆腐と2、Aの材料をよく混ぜる。

**4** 手に油を少々つけて丸形を2個つくる。

**5** よく熱したフライパンにサラダ油小さじ2をしき、両面をこんがり焼く。

**6** Bの調味料を合わせておき、5にからめる。

**7** 器にきんぴらけんちん焼きを盛り、大根おろし、大葉を添える。

**8** 大根おろしにポン酢をかける。

## クッキングアドバイス
＊豆腐はしっかり水切りしてから、きんぴらごぼうと混ぜてください。生地が水っぽい場合は片栗粉を増やして、まとめてください。
＊焼く前に水分が多くてまとまりにくくても、焼いて火を通していくうちにかたまります。

噛みやすい
飲み込みやすい
水分たっぷり

## 面倒な白和えもあっという間にできる
# 切り干し大根の白和え

### 材料（1人分）
切干し大根の煮つけ（市販）
　…………… 1/3カップ（30g）
絹豆腐 …………… 1/6丁（50g）
練り胡麻 ………………… 小さじ2
砂糖 ……………………… 小さじ1/2
塩 …………………………… 少々

### つくり方
1　切り干し大根の煮つけは細かく切る。汁が多い場合は軽く水気を切る。
2　豆腐はキッチンペーパーなどで軽く水気を切り、電子レンジに30秒かける。
3　豆腐、練り胡麻、砂糖、塩を合わせ、なめらかにする。
4　3と1を和える。

### クッキングアドバイス
＊切り干し大根の煮つけの代わりに、きんぴらごぼうを使用してもいいでしょう。
＊練り胡麻をピーナツバターに代えても美味です。

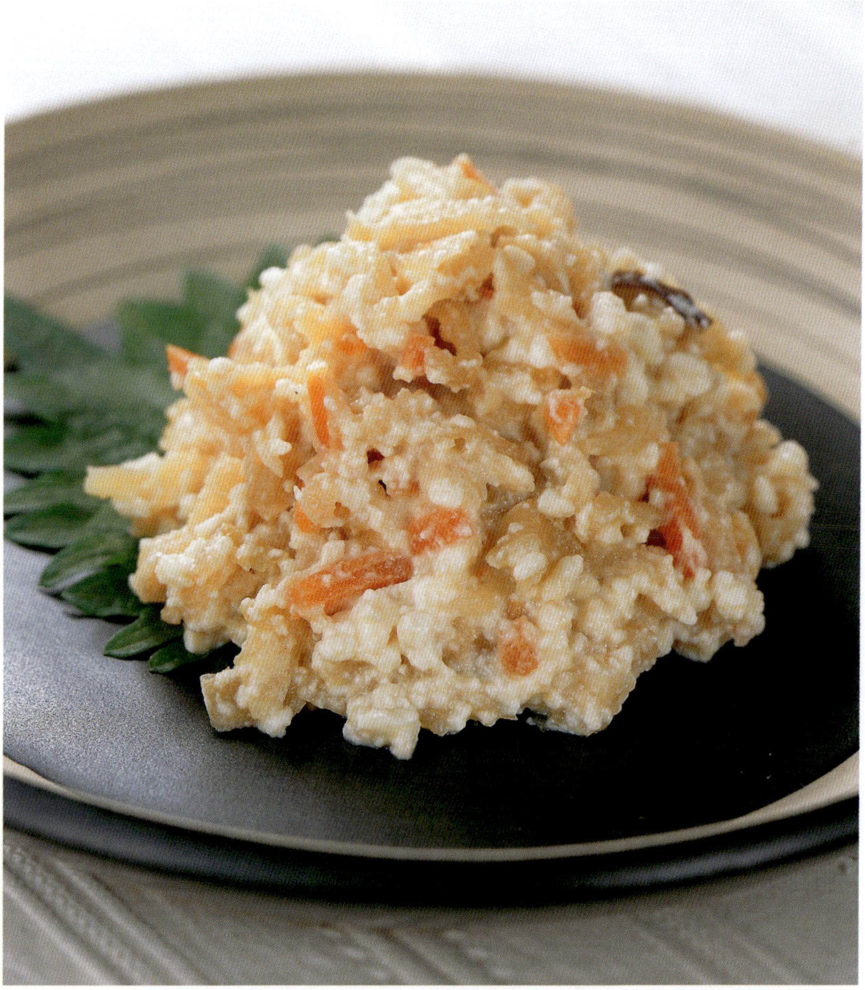

| | |
|---|---|
| エネルギー | 131 kcal |
| たんぱく質 | 5.6 g |
| 塩分 | 1.0 g |

### 栄養のポイント
豆腐を加えるとたんぱく質がアップし、練り胡麻を加えることでエネルギーが増えます。胡麻に含まれるセサミノールには抗酸化作用があり、コレステロールを減らし、動脈硬化を予防します。

- 噛みやすい
- 体力アップ
- 抵抗力がつく
- 整腸作用
- 血液サラサラ

スタミナたっぷり、体力強化の組み合わせ

# うなぎ山かけ

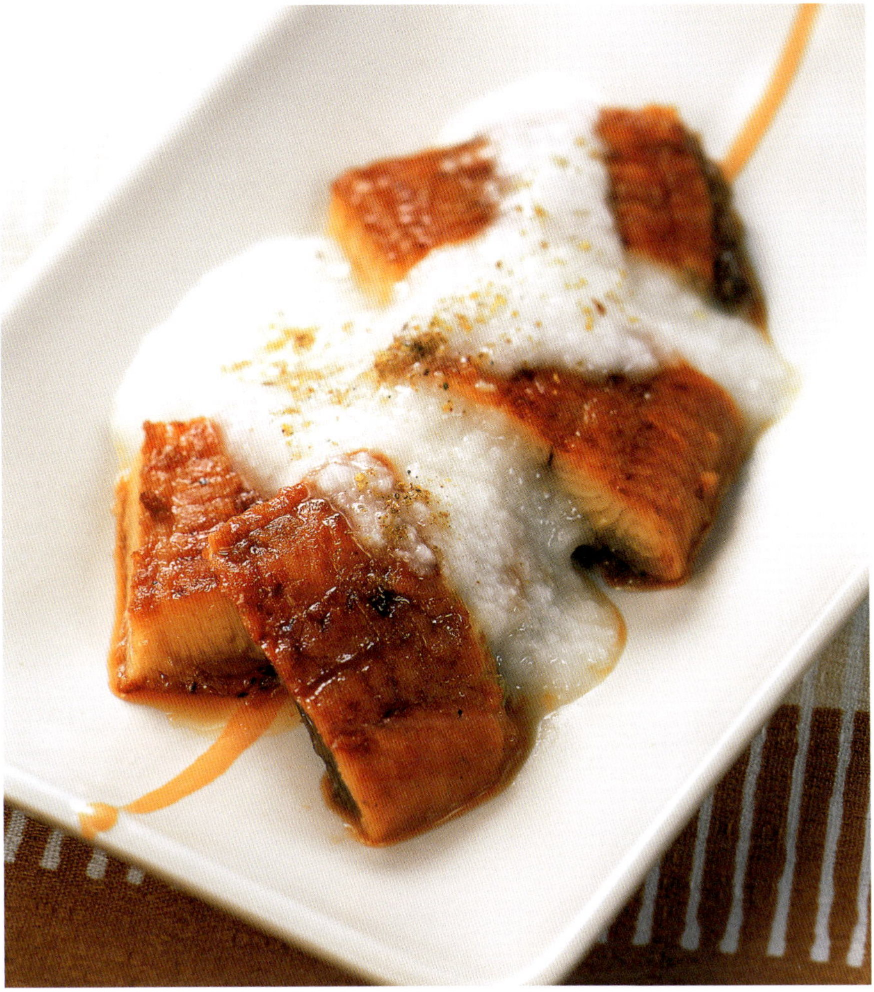

| | |
|---|---|
| エネルギー | 143 kcal |
| たんぱく質 | 10.1 g |
| 塩分 | 0.5 g |

**栄養のポイント**

うなぎはたんぱく質、ビタミン類、ミネラル類が豊富な滋養強壮食品。長いも、やまといも、いちょういも、じねんじょなどの粘り成分であるムチンは体力をつけ、老化を防ぐ効果があります。また、やまいもはでんぷんの分解酵素であるアミラーゼを含んでいて、でんぷんの消化を助けます。

**材料（1人分）**

- うなぎの蒲焼き（市販）……40g（1/3串）
- 蒲焼きのたれ……小さじ1
- 酒……少々
- 長いも……40g
- 粉山椒……少々

**つくり方**

1 蒲焼きはなるべくやわらかいものを選び、ていねいに骨を取り除いて一口大に切る。

2 鍋にたれと酒を入れて火にかけ、1を入れて温める。

3 器に盛り、長いもをかけ、好みで粉山椒をかける。

**クッキングアドバイス**

＊長いもをすりおろしたとろろはのどの通りをよくし、食べにくいうなぎも飲み込みやすくしてくれます。

ピーナッツバターでエネルギー＆食べやすさをアップした

# かぼちゃ茶巾

### 材料（1人分）

かぼちゃの煮物（市販）…50g
ピーナッツバター……小さじ1
ガーリックパウダー………少々
飾り用の松葉

### つくり方

全ての材料をボールに入れて、マッシャーでつぶしてなめらかにし、ラップで包んで茶巾に絞る。

### クッキングアドバイス

＊牛乳1/3カップを足してフードプロセッサーにかけたポタージュもおすすめです。
＊さつまいもの煮物でも同様につくることができます。

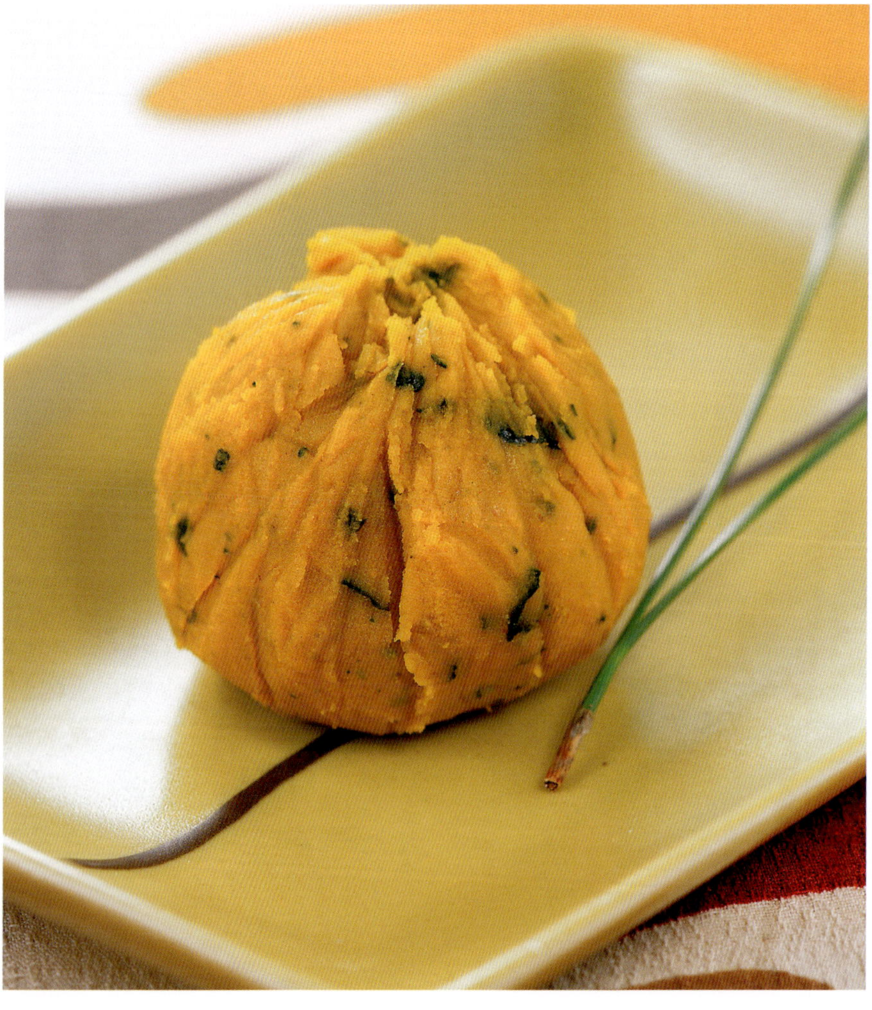

| | |
|---|---|
| エネルギー | 103kcal |
| たんぱく質 | 2.9g |
| 塩分 | 0.5g |

**栄養のポイント**

かぼちゃを使っているので、カロテン、ビタミンEが豊富です（カロテン2400μg、ビタミンE3.4mg）。

噛みやすい
飲み込みやすい
抵抗力がつく

ふんわり半熟卵のやわらかカツ丼

# メンチカツの卵とじ丼

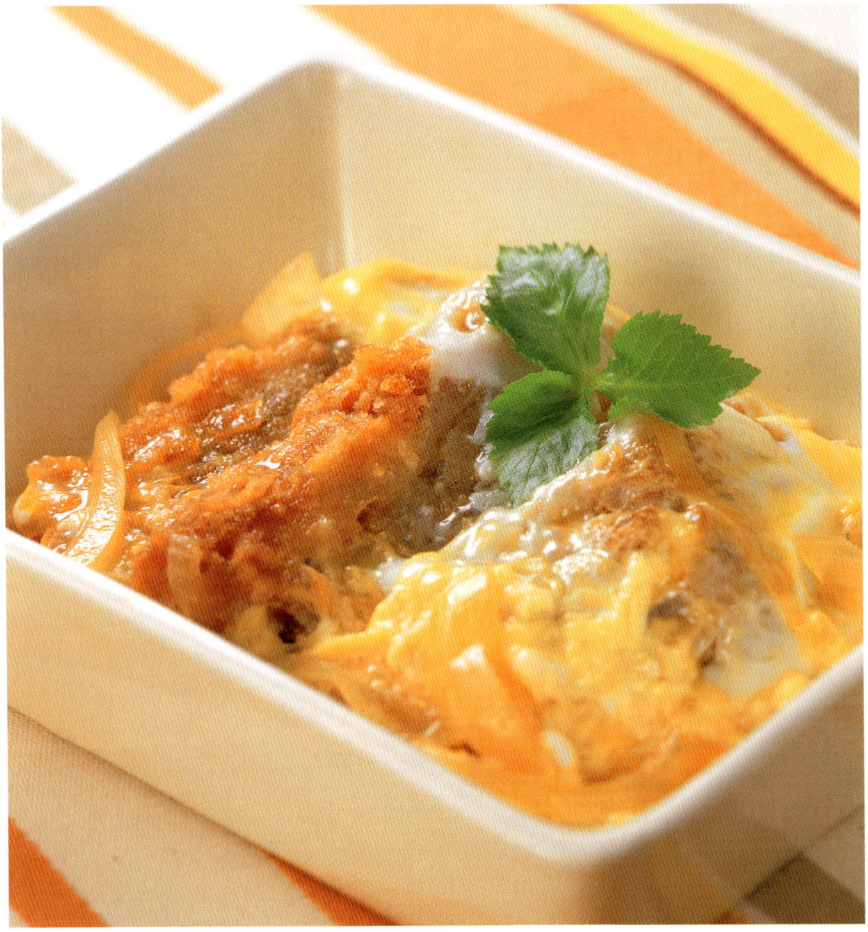

| | |
|---|---|
| エネルギー | 292 kcal |
| たんぱく質 | 13.5 g |
| 塩分 | 2.2 g |

**栄養のポイント**

元気の出る定番メニュー。噛み切れないカツもこれならやわらかく食べられます。卵は完全栄養食品といわれ、良質なたんぱく質とビタミンA、B2などのビタミン類、鉄などのミネラルも豊富です。

噛みやすい
飲み込みやすい
体力アップ
抵抗力がつく

**材料（1人分）**

| | |
|---|---|
| 卵 | 1個 |
| メンチカツ（市販） | ½個 |
| 玉ねぎ | 30g |
| めんつゆ | 大さじ1 |
| 水 | 50cc |
| みつば | 少々 |
| レトルト白粥 | 130g |

**つくり方**

1 卵は器に入れてよくほぐす。

2 メンチカツは一口大に切る。玉ねぎは薄切りにし、電子レンジに1分間かける。

3 鍋にめんつゆと水、玉ねぎ、メンチカツを入れ火にかける。

4 玉ねぎとメンチカツに火が通ったら、よく割りほぐした卵の半分を加え、蓋をして火を通す。

5 次に、残りの卵とみつばを入れ、ひと煮立ちさせて出来上がり。

6 電子レンジで温めた白粥を器に移し、5をのせる。

**クッキングアドバイス**

＊市販のメンチカツを使えばかんたんです。卵は火を通しすぎるとポロポロして飲み込みにくいので、新鮮なものを使ってトロリとした半熟に仕上げます。

つるっとした食感がおいしい

# 卵白入りワンタンスープ

**材料（1人分）**

- 胡麻油……少々
- 長ねぎのみじん切り……10g
- 水……200cc
- 固形コンソメ……½個
- ワンタン（市販）……1人分
- 片栗粉……小さじ1
- 卵白……1個分

**つくり方**

1 鍋に胡麻油を薄くしき、長ねぎを透明になるまで炒める。

2 水を加えて沸騰したら中火にする。

3 固形コンソメ、ワンタンを加え、やわらかくなるまで煮る。

4 同量の水（分量外）で溶いた片栗粉でトロミをつけ、かき混ぜながら卵白を加える。

**クッキングアドバイス**

＊ワンタンは嚥下に問題がある方でも食べやすい食品です。

＊ワンタンにスープの素がついている場合は、商品に表記してある分量にしたがってスープをつくって下さい。

＊味が足りない時は、塩、しょうゆを足して下さい。

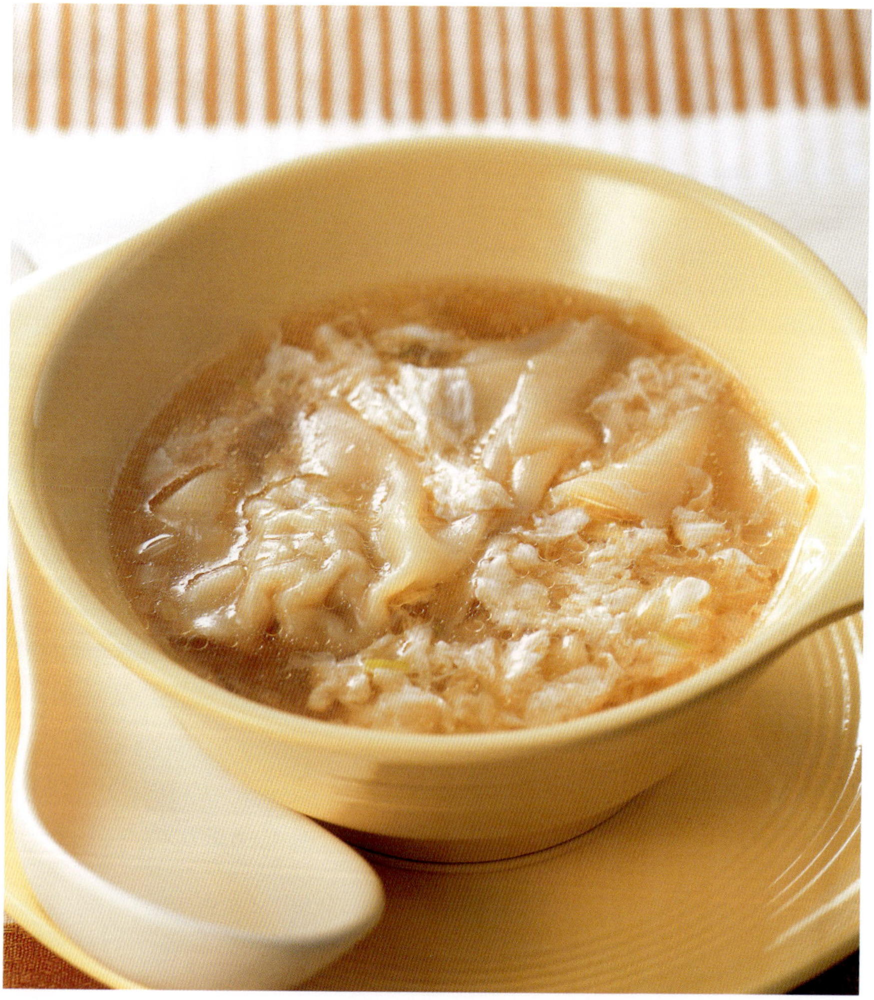

| | |
|---|---|
| エネルギー | 157 kcal |
| たんぱく質 | 6.7 g |
| 塩分 | 3.9 g |

**栄養のポイント**

ワンタンはめん類と同様、塩分を多く含みます。スープは残すようにすると減塩できます。卵白が入っているので、良質のたんぱく質が摂取できます。

噛みやすい
飲み込みやすい
体力アップ
抵抗力がつく

パサつく衣もしっとりと食べやすい
# コロッケのドミグラスソース煮

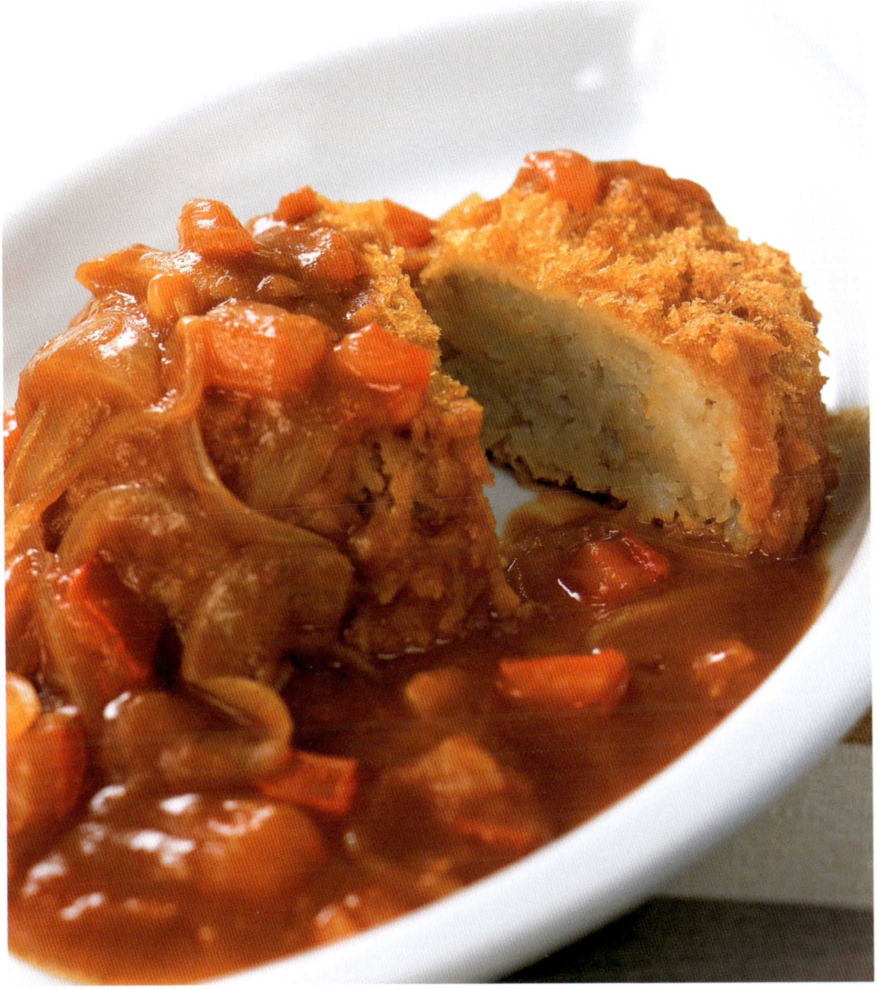

| エネルギー | 325kcal |
| --- | --- |
| たんぱく質 | 6.5g |
| 塩分 | 1.8g |

**栄養のポイント**
この一品で325kcalのエネルギーがとれ、また、玉ねぎやトマトで、食物繊維もとれます。玉ねぎの硫化アリルという成分は新陳代謝をよくし、消化を助け、食欲増進、疲労回復、不眠症に効果があります。

### 材料（1人分）
- コロッケ（市販）………小2個
- 玉ねぎ ……………………20g
- サラダ油 …………………少々
- ドミグラスソース缶 ……50g
- ケチャップ ……………大さじ1
- 中濃ソース ……………小さじ1
- トマトのみじん切り ……50g

### つくり方
1. コロッケは電子レンジで温め、玉ねぎは薄切りにする。
2. 鍋に油をしき、玉ねぎがすき通るまで炒める。
3. 2にドミグラスソース、ケチャップ、中濃ソース、トマトを加え、最後にコロッケを入れて、ひと煮立ちさせる。

### クッキングアドバイス
＊市販コロッケだけでなく、冷凍のコロッケでもOK。ソースに玉ねぎやトマトが入ると味に深みが出ます。

飲み込みやすい

血液サラサラ

フードプロセッサーにかけるだけ、調味料も不要

# 卵豆腐和風ポタージュ

**材料（1人分）**

卵豆腐（市販）……………50g
牛乳……………………1/4カップ
はんぺん…………………30g
カレー粉…………………少々
飾り用の木の芽

**つくり方**

1 全ての材料をフードプロセッサーにかけてなめらかにする。

2 1を鍋に移して火にかけ、温める。

**クッキングアドバイス**

＊夏は冷やしてお召し上がり下さい。

＊牛乳の代わりに豆乳でつくっても美味。

＊牛乳を30g、はんぺんを50gにして固めにつくり、とろろ風にごはんにかけてもおいしく召し上がれます。

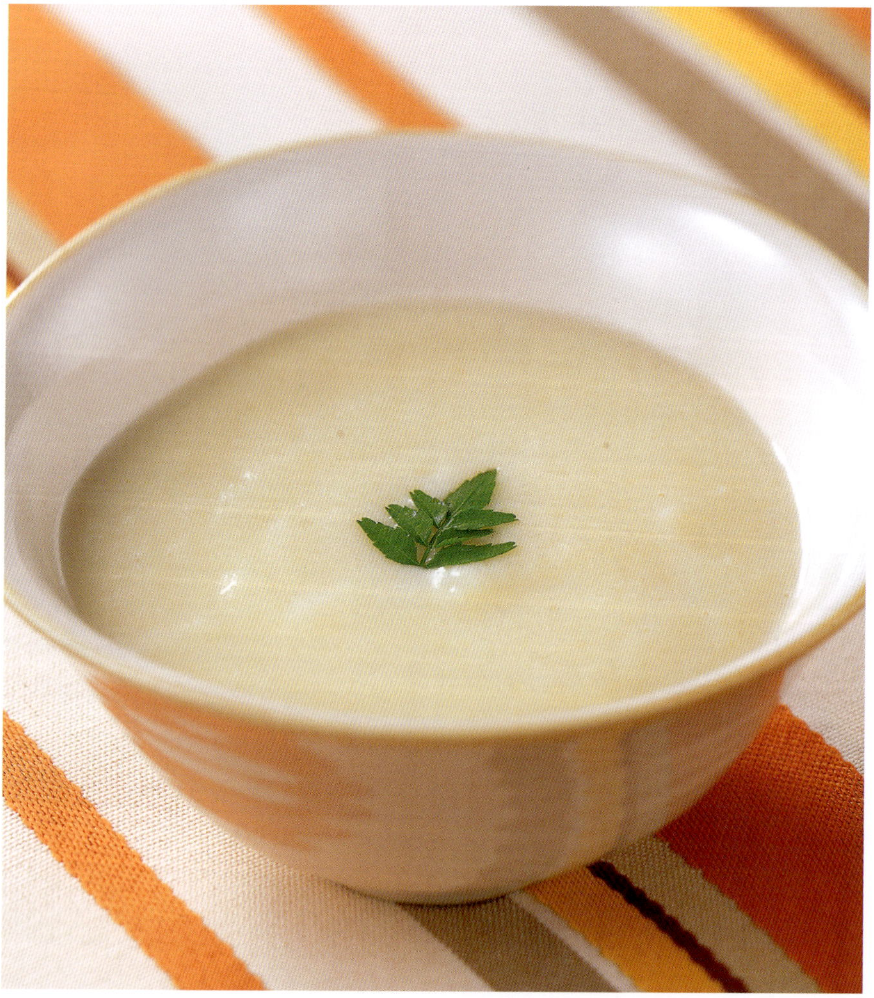

| | |
|---|---|
| エネルギー | 102 kcal |
| たんぱく質 | 7.9 g |
| 塩分 | 1.0 g |

**栄養のポイント**

たんぱく質たっぷりのスープです。

噛みやすい
飲み込みやすい
体力アップ

ルウを加えてさっと煮たソースをかけるだけ

# ハッシュ・ド・ハンバーグ

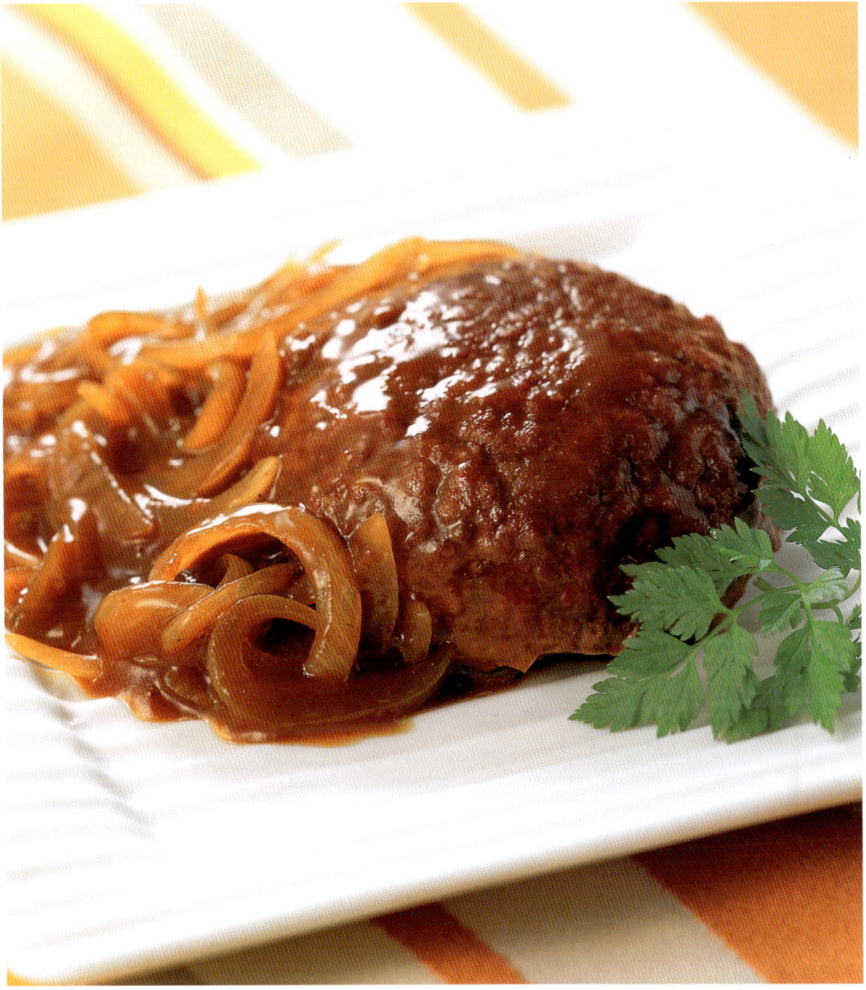

| | |
|---|---|
| エネルギー | 226kcal |
| たんぱく質 | 16.0g |
| 塩分 | 1.6g |

**栄養のポイント**

肉類は高齢者にとって食べにくい食品のひとつですが、トロミのあるソースを多めにすることにより食べやすくなります。また、食べにくい野菜類をみじん切りや薄切りにしてソースに入れると栄養価もアップします。

## 材料（1人分）

- 玉ねぎ……50g
- サラダ油……小さじ1
- 水……100cc（1/2カップ）
- ハンバーグ（市販）……90g（小1個）
- ハヤシライスのルウ……10g
- 飾り用のチャービル

## つくり方

1 玉ねぎはみじん切りまたは薄切りにし、油で炒める。

2 玉ねぎがきつね色になって甘みが出てきたら、水とハンバーグを入れて煮込む。

3 最後にハヤシライスのルウを加えて煮込む。

## クッキングアドバイス

＊ハンバーグは市販品を使うと便利です。ハヤシライスのルウを使ってソースを多めにすると、食べやすくなります。ルウを変えればいろいろなバリエーションが楽しめます。

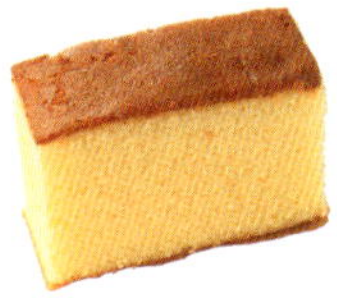

栄養のポイント

卵や牛乳もさらに加わるので栄養価も高くなります。

クッキングアドバイス

※パンを使用したパンプディングの応用です。水分を補う事で食べやすくなります。

## 誰にでも好まれるやさしいカスタード味

# カステラプリン

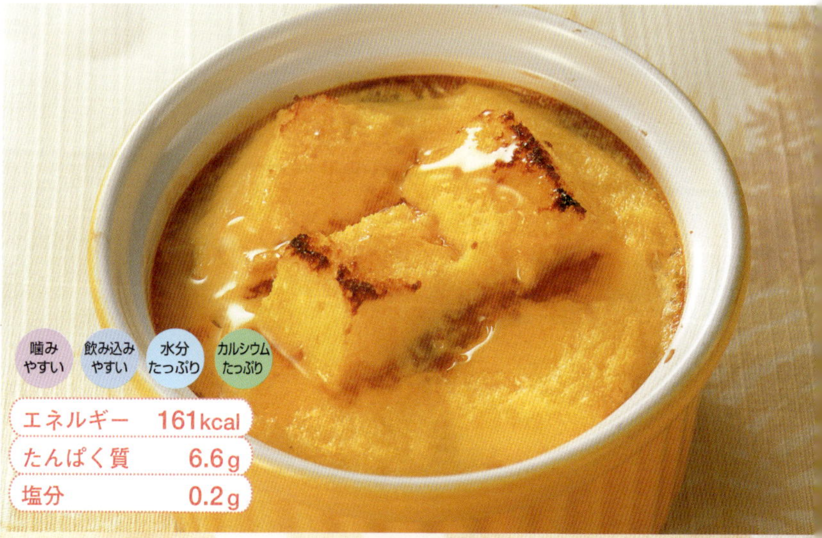

噛みやすい　飲み込みやすい　水分たっぷり　カルシウムたっぷり

| | |
|---|---|
| エネルギー | 161kcal |
| たんぱく質 | 6.6g |
| 塩分 | 0.2g |

材料（2個分）

| | |
|---|---|
| カステラ | 1切 |
| 卵 | 1個 |
| 牛乳 | 150cc |
| 砂糖 | 大さじ1 |
| バニラエッセンス | 少々 |
| はちみつ | 少々 |

つくり方

1 カステラは一口大に切る。

2 ボールに卵を入れてほぐし、牛乳、砂糖、バニラエッセンスを加えてよく混ぜる。

3 器にカステラと2を入れ、アルミ箔で蓋をして楊子で7～8か所に穴を開ける。

4 ターンテーブルの端にのせ、電子レンジに約2分間かける。好みではちみつをかけて食べる。

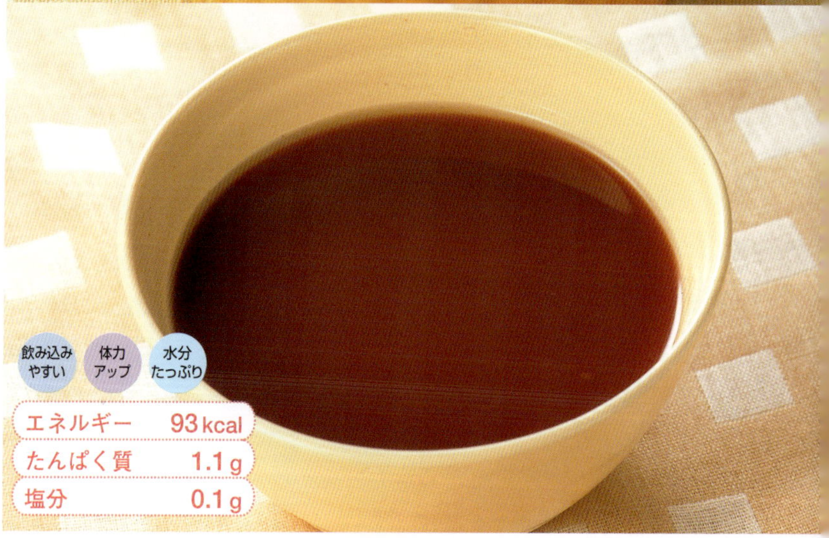

飲み込みやすい　体力アップ　水分たっぷり

| | |
|---|---|
| エネルギー | 93kcal |
| たんぱく質 | 1.1g |
| 塩分 | 0.1g |

## あんに熱湯をかけるだけ

# まんじゅう汁粉

材料（1人分）

| | |
|---|---|
| 蒸しまんじゅう（こしあん） | 小1個分（30g） |
| 熱湯 | 30cc |
| 塩 | ひとつまみ |
| トロミ剤（106ページ参照） | 少々 |

つくり方

1 まんじゅうは皮を取り除き、あんだけにする。

2 器にあんと熱湯、塩を入れてよく混ぜる。

3 あんが溶けたらトロミ剤でトロミをつける。

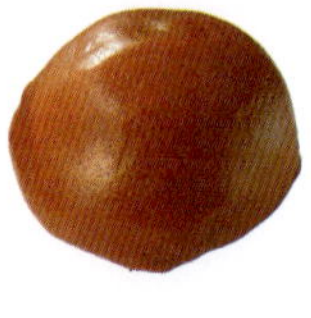

栄養のポイント

植物繊維が多く含まれるあずきを使うので便秘解消にも役立ちます。

クッキングアドバイス

※嚥下の状態に合わせて、トロミ剤の量を調節しましょう。

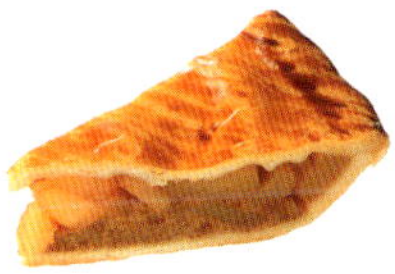

**栄養のポイント**

乳製品は吸収のよいカルシウムの給源食品です。

**クッキングアドバイス**

＊ヨーグルトの代わりにホイップクリームを使ってもいいでしょう。

## おなかの調子を整える組み合わせ

# アップルパイのヨーグルト和え

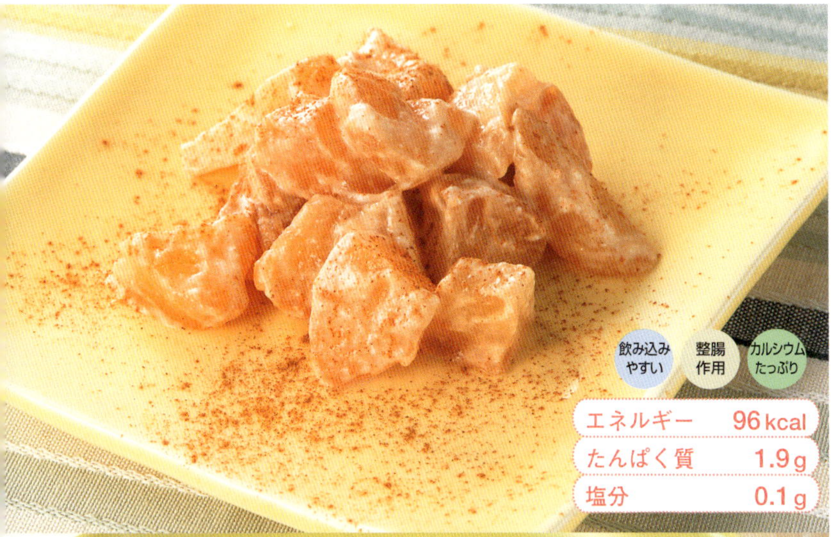
飲み込み
やすい
整腸
作用
カルシウム
たっぷり

| | |
|---|---|
| エネルギー | 96 kcal |
| たんぱく質 | 1.9 g |
| 塩分 | 0.1 g |

材料（1人分）

- アップルパイ……1個分
- プレーンヨーグルト……大さじ2
- シナモンパウダー……好み

つくり方

1 アップルパイのパイの部分はぱさぱさで食べにくいので、アップルのみ取り出して細かくきざむ。

2 プレーンヨーグルトで和えて好みでシナモンパウダーをかける。

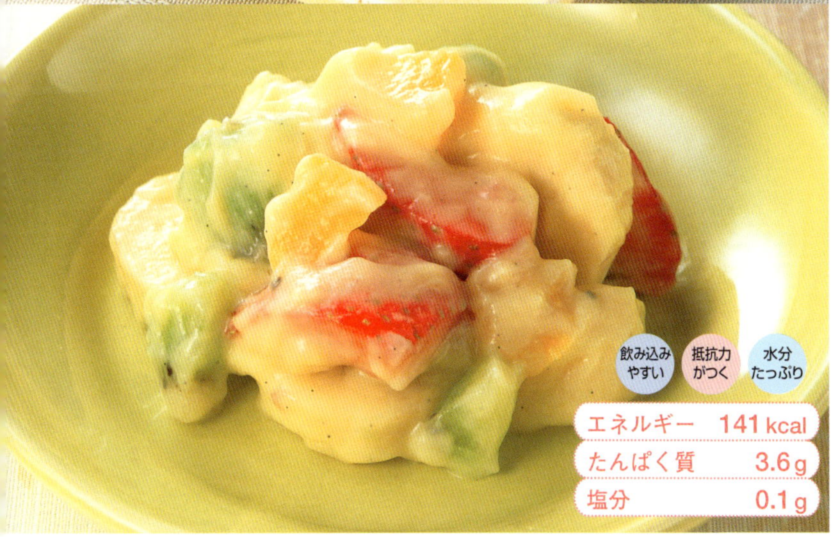
飲み込み
やすい
抵抗力
がつく
水分
たっぷり

| | |
|---|---|
| エネルギー | 141 kcal |
| たんぱく質 | 3.6 g |
| 塩分 | 0.1 g |

## フルーツとクリームを合えるだけ

# フルーツのカスタードクリーム和え

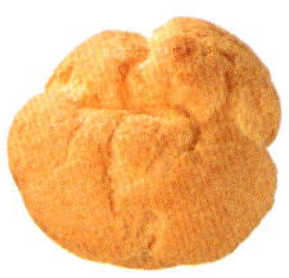

**栄養のポイント**

水分たっぷりのフルーツは脱水症予防にも役立ちます。

**クッキングアドバイス**

＊フルーツは舌でつぶせる固さを好みで使用して下さい。

材料（1人分）

- シュークリーム……1個分
- バナナ……$\frac{1}{4}$本
- いちご……1粒
- キウイフルーツ……$\frac{1}{4}$個
- 黄桃缶……10 g
- ラム酒……少々

つくり方

1 シュークリームの皮は食べにくいので、クリームのみ取り出す。

2 フルーツはそれぞれ食べやすい大きさに切る。

3 クリームとフルーツ、あればラム酒をボールに入れ、和える。

カルシウムたっぷりのゼリーおやつ

# カルシウムパーラーふるふるゼリー

飲み込みやすい　水分たっぷり　カルシウムたっぷり

材料（1人分）

水 …………………………… 小さじ4
粉ゼラチン………………………… 2g
カルシウムパーラー ….. 150cc
オリゴ糖 ………………… 大さじ1

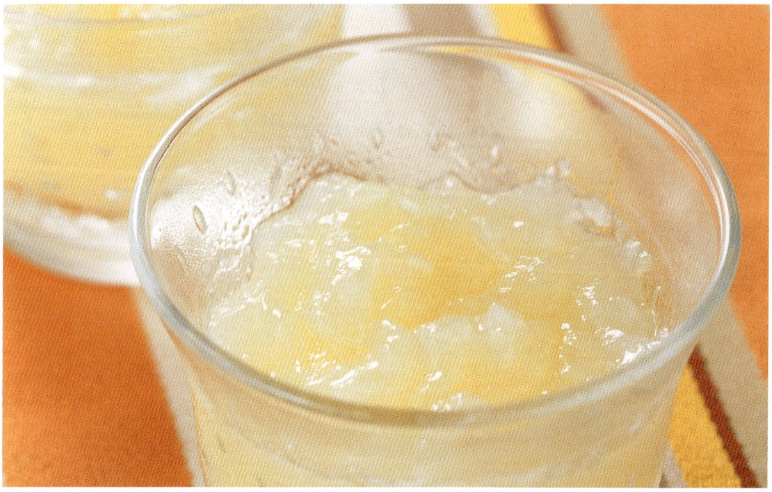

つくり方

**1** 分量の水にゼラチンを加えて戻す。

**2** カルシウムパーラーを鍋に入れて火にかけ、オリゴ糖を加えて鍋肌がぷつぷつしてきたら火からおろし、1を入れて溶かす。

**3** 器に流して粗熱を取り、冷蔵庫で冷やして固まる前に箸で混ぜてふるふるにする。

クッキングアドバイス

※少しやわらかめのゼリーです。

| | |
|---|---|
| エネルギー | 90 kcal |
| たんぱく質 | 2.4 g |
| 塩分 | 0 g |

栄養のポイント

カルシウムパーラーは保健機能食品、特定保健用食品で１本にカルシウムを105mg含んでいます。

甘栗は食物繊維たっぷり

# マロンポタージュ

噛みやすい　飲み込みやすい　整腸作用

材料（3食分）

殻なし甘栗 ……………………100g
牛乳 …………………… 1 ¼カップ
オリゴ糖 ………………… 大さじ1
塩 …………………………………… 少々
コーヒークリーム …. 5cc入り3個
飾り用の甘栗

| | |
|---|---|
| エネルギー | 152 kcal |
| たんぱく質 | 4.6 g |
| 塩分 | 0.3 g |

※1食分あたり

クッキングアドバイス

※冷凍保存できるので、ミキサーにかけやすい量でつくって下さい。
※アイスクリームとして食べる時は、オリゴ糖の量を増やします。

つくり方

**1** 甘栗をボールの中で粗くつぶす。

**2** 牛乳を加えてラップをし、電子レンジに3分かける。

**3** ミキサーに2、オリゴ糖、塩を入れ、なめらかになるまで約2分まわす。

**4** 冷蔵庫で冷やして器に注ぎ、コーヒークリームを混ぜる。沈殿しやすいので、混ぜながら食べる。

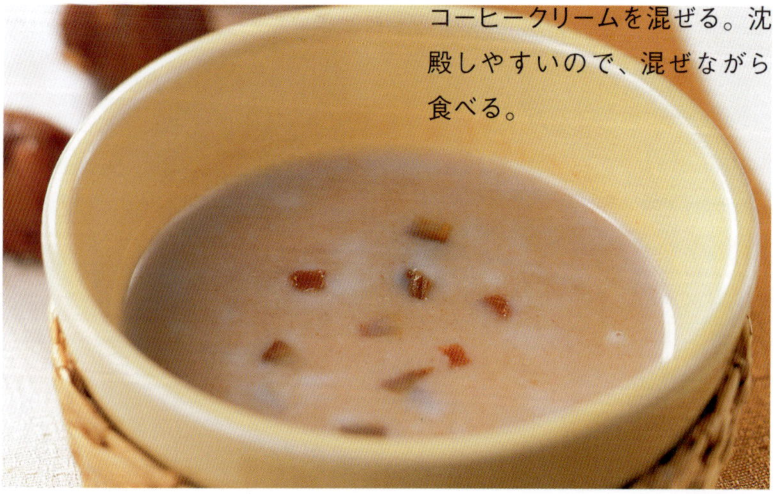

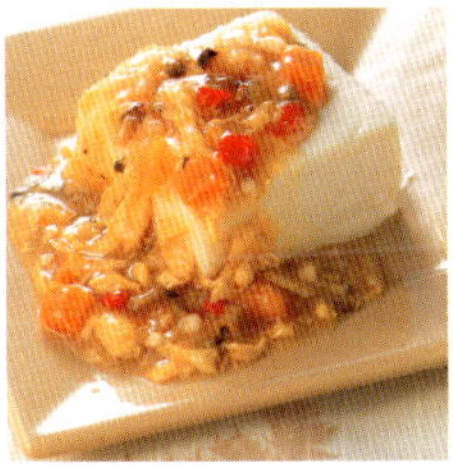
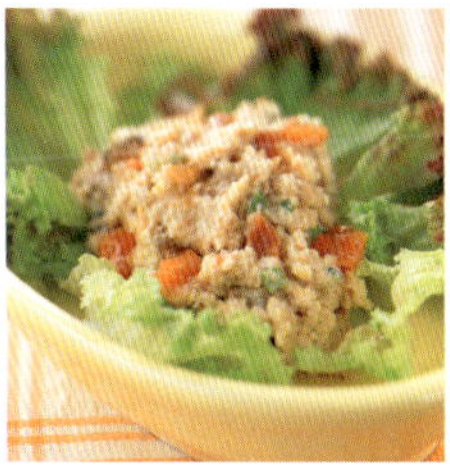

第6章

# 介護用食品を取り入れる

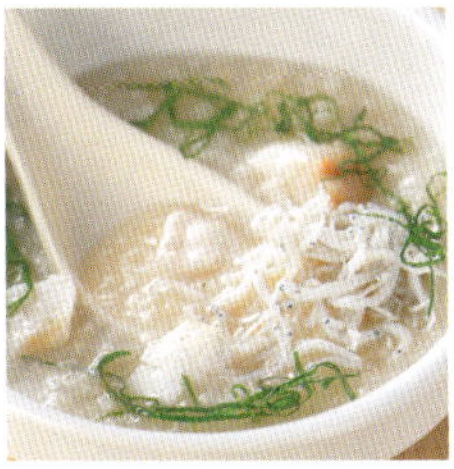
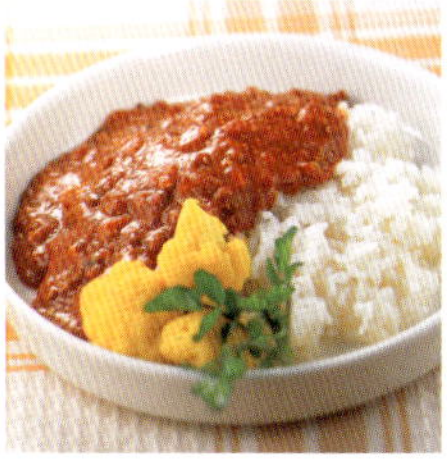

食材のやわらかさや栄養面、
少量の使いきりサイズなど、
介護用に開発された食品は
安心して使うことができ、たいへん便利です。
そのまま食べてもおいしい介護用食品に、
ひと手間加えたアイデアを
ご紹介します。

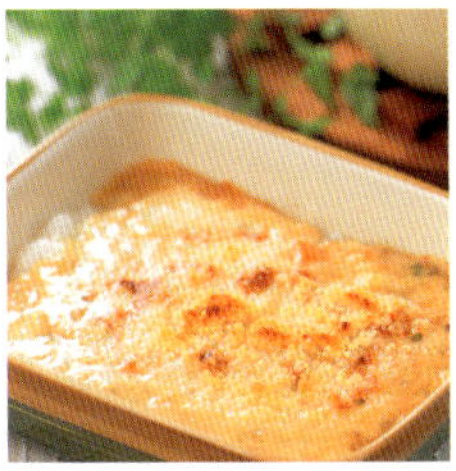
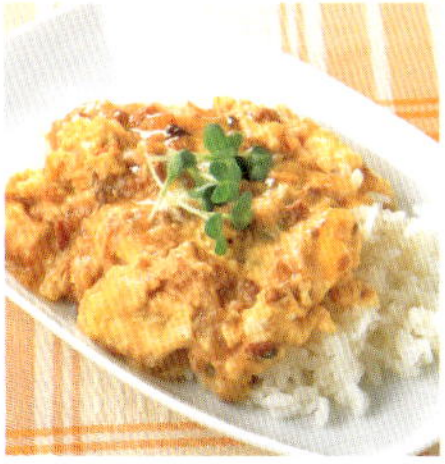
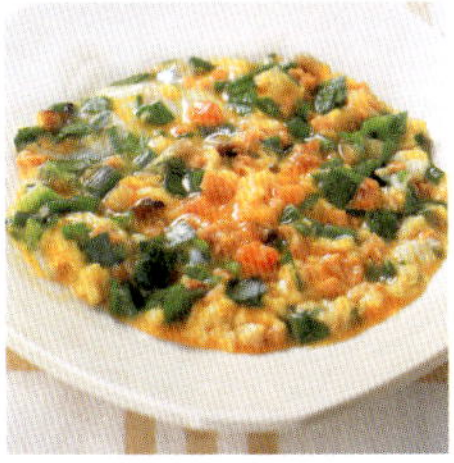
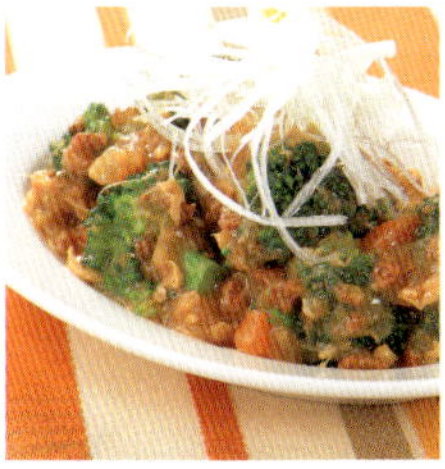
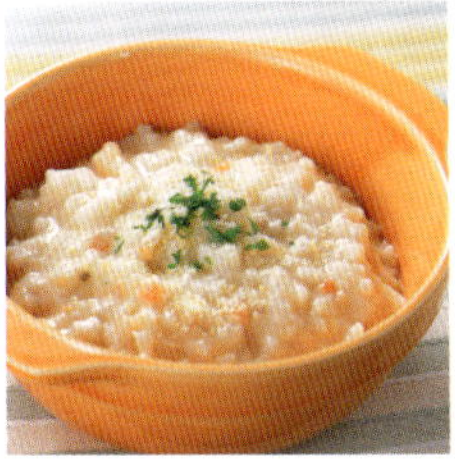
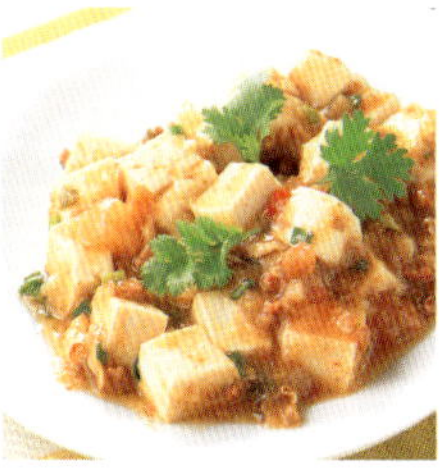
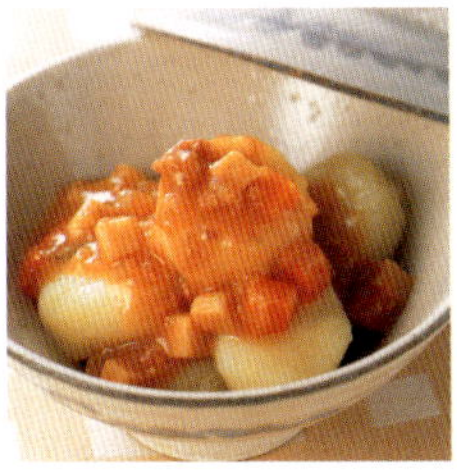
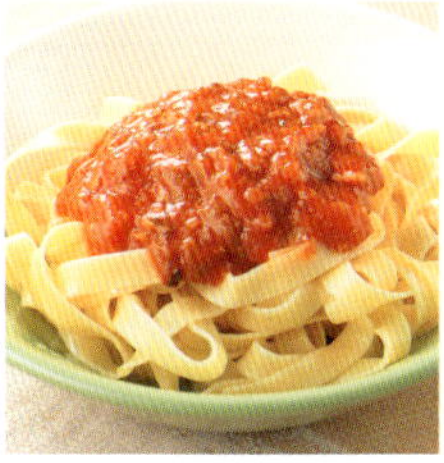

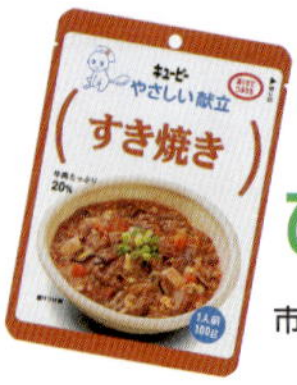


# ひとつの介護用食品を使って 4つのメニュー

市販の「すき焼き」(107ページ参照)を使って

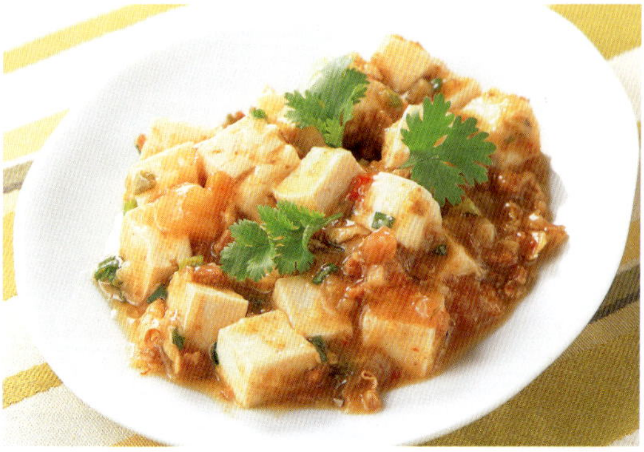

## かんたん麻婆豆腐

噛みやすい　飲み込みやすい

**豆腐を加えてさらに栄養価アップ**

＋《プラス》豆腐

| | |
|---|---|
| エネルギー | 151kcal |
| たんぱく質 | 9.4g |
| 塩分 | 1.2g |

### 材料（1人分）

豆腐 ……………………50g

A
- すき焼き ……………1パック
- 万能ねぎの小口切り… 大さじ1
- おろししょうが…… 小さじ1/4
- おろしにんにく…… 小さじ1/4
- オイスターソース… 小さじ1/4
- トウバンジャン…… 小さじ1/8
- 胡麻油 ……………… 小さじ1/2

飾り用の香菜

### つくり方

**1**　豆腐は1cm角に切り、キッチンペーパーで包み、耐熱ボールに入れて電子レンジに1分かけ、キッチンペーパーを除く。

**2**　Aの材料を加えてざっと混ぜ、ラップなしで電子レンジに1分半かける。

### クッキングアドバイス

＊豆腐を電子レンジにかけて脱水すると、味がしみやすくなります。

＊むせがある時は、トウバンジャンは使わないで下さい。

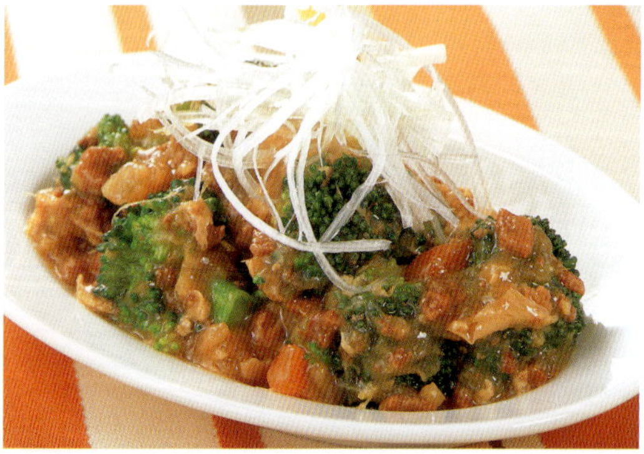

## ブロッコリー中華煮

抵抗力がつく

**ブロッコリーがビタミン、食物繊維を強化**

＋《プラス》ブロッコリー

| | |
|---|---|
| エネルギー | 142kcal |
| たんぱく質 | 9.1g |
| 塩分 | 1.3g |

### 材料（1人分）

ブロッコリーの花部 ……50g

A
- すき焼き ……………1パック
- 味噌 ……………… 小さじ1/2
- おろししょうが…… 小さじ1
- 胡麻油 …………… 小さじ1/2

飾り用の白髪ねぎ

### つくり方

**1**　耐熱ボールにブロッコリーを入れ、ラップをして電子レンジに1分かける。

**2**　Aの材料を加えてよく混ぜ、ラップをして電子レンジに1分半かける。

### クッキングアドバイス

＊ブロッコリーを電子レンジにかけてから使うとやわらかく、味もしみやすくなります。

＊カリフラワーでも同様につくることができます。

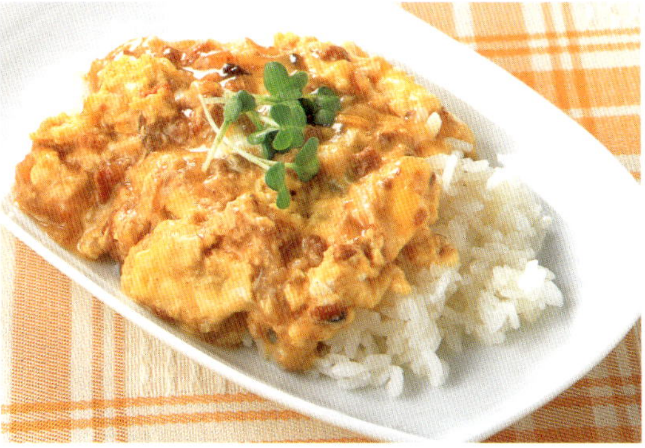

## すき焼き卵とじ丼

噛みやすい

### 卵を加えて栄養価アップ

+《プラス》卵

| | |
|---|---|
| エネルギー | 361kcal |
| たんぱく質 | 15.6g |
| 塩分 | 1.1g |

**材料（1人分）**

すき焼き……………………1パック
卵………………………………1個
やわらかめに炊いたごはん
……………………………………110g
飾り用のかいわれ大根

**つくり方**

1　深めの耐熱器にすき焼きを入れ、ラップをして電子レンジに30秒～45秒かけて熱々にする。

2　溶き卵を1に混ぜ、好みの固さになるまで30秒～1分、電子レンジにかける。

3　ごはんにのせ、好みでかいわれ大根を飾る。

**クッキングアドバイス**

＊咀しゃく力、嚥下状況に応じ、ごはんを白粥などに代えて下さい。
＊半熟卵が好みの方には、新鮮な卵を使って下さい。

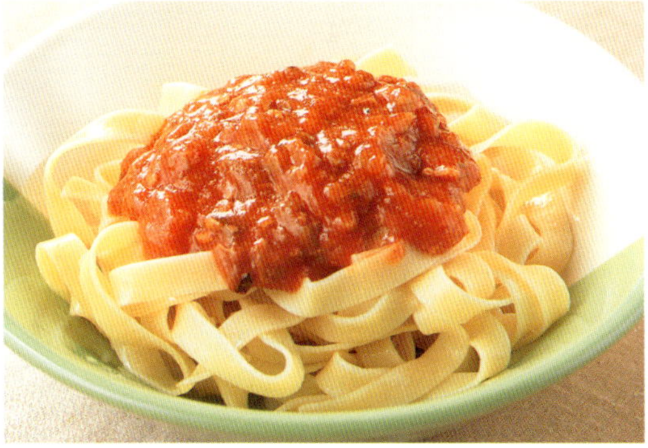

## トマトミートソース

噛みやすい

### 調味料を加えるだけでイタリアンに変身

+《プラス》調味料

| | |
|---|---|
| エネルギー | 153kcal |
| たんぱく質 | 8.6g |
| 塩分 | 1.1g |

**材料（1人分）**

ミートソース
- すき焼き………………1パック
- トマトペースト………大さじ1
- オリーブオイル……小さじ1/2
- ガーリックパウダー、こしょう
  ………………………………各少々

やわらかくゆでたパスタ…適宜

**つくり方**

1　ミートソースの材料を耐熱ボールに入れてよく混ぜる。

2　ラップをして電子レンジに1分10秒かけ、パスタにかける。

**クッキングアドバイス**

＊このソースはバターライス、マッシュポテトなどにも合います。

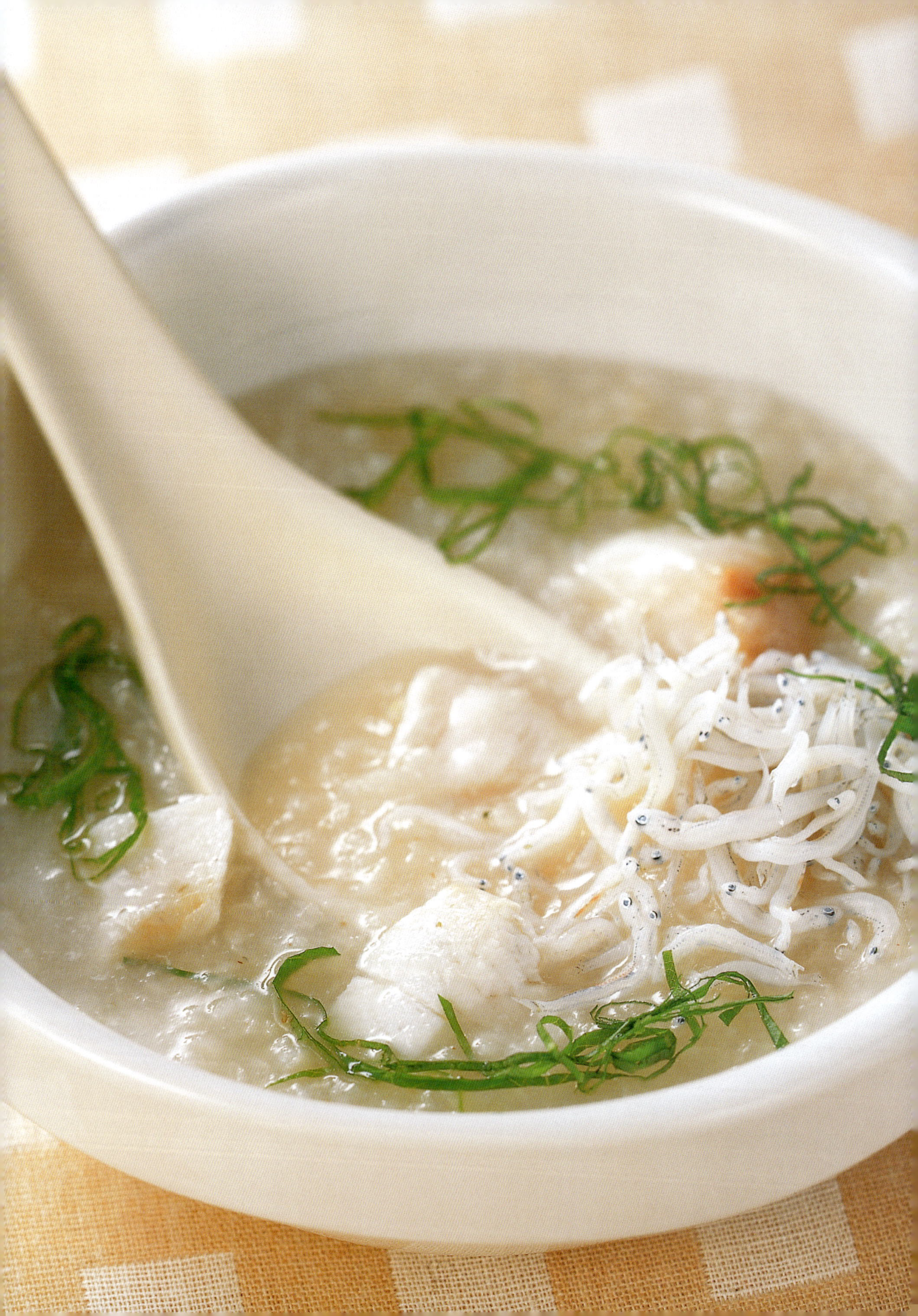

### しらすと白身魚の旨味が加わった

# プラスワン粥

**材料（1人分）**

白身魚の刺身 …………………… 3切
酒 ………………………………… 少々
やわらかごはん梅かつお
（108ページ参照）……………… 1袋
しらす干し ……………………… 5g
大葉のせん切り ………………… 少々

**つくり方**

1 白身魚の刺身は一口大に切って皿に並べ、酒をふる。
2 「やわらかごはん梅かつお」を小鍋にあけて温める。
3 温まったら、1を入れて火を止める。
4 湯通ししたしらす干し、大葉を添える。

**クッキングアドバイス**

＊刺身は加熱しすぎると固くなるので注意。
＊刺身の代わりに海老、ホタテなど好みの魚介でどうぞ。
＊大葉と一緒にきざみのりを添えてもいいでしょう。

| | |
|---|---|
| エネルギー | 118 kcal |
| たんぱく質 | 8.9 g |
| 塩分 | 0.8 g |

**栄養のポイント**

白身魚やしらす干しを加えると、たんぱく質、カルシウムがプラスされます。好みでしょうゆを少々かけてもいいでしょう。

飲み込みやすい
体力アップ
カルシウムたっぷり

のせて焼くだけのかんたんドリア

# 「海老と貝柱のクリーム煮」のドリア

**材料（1人分）**

レトルト白粥 ……………… 150g
海老と貝柱のクリーム煮
（107ページ参照）…………… 1袋
粉チーズ ………………… 大さじ1

**つくり方**

1 耐熱器に白粥を入れ、「海老と貝柱のクリーム煮」をかけて粉チーズをふる。

2 オーブントースターで焼き色がつくまで焼く。

**クッキングアドバイス**

＊いつもの味に飽きたら、ひと手間かけるだけで違う味が楽しめます。

噛みやすい
飲み込みやすい
カルシウムたっぷり

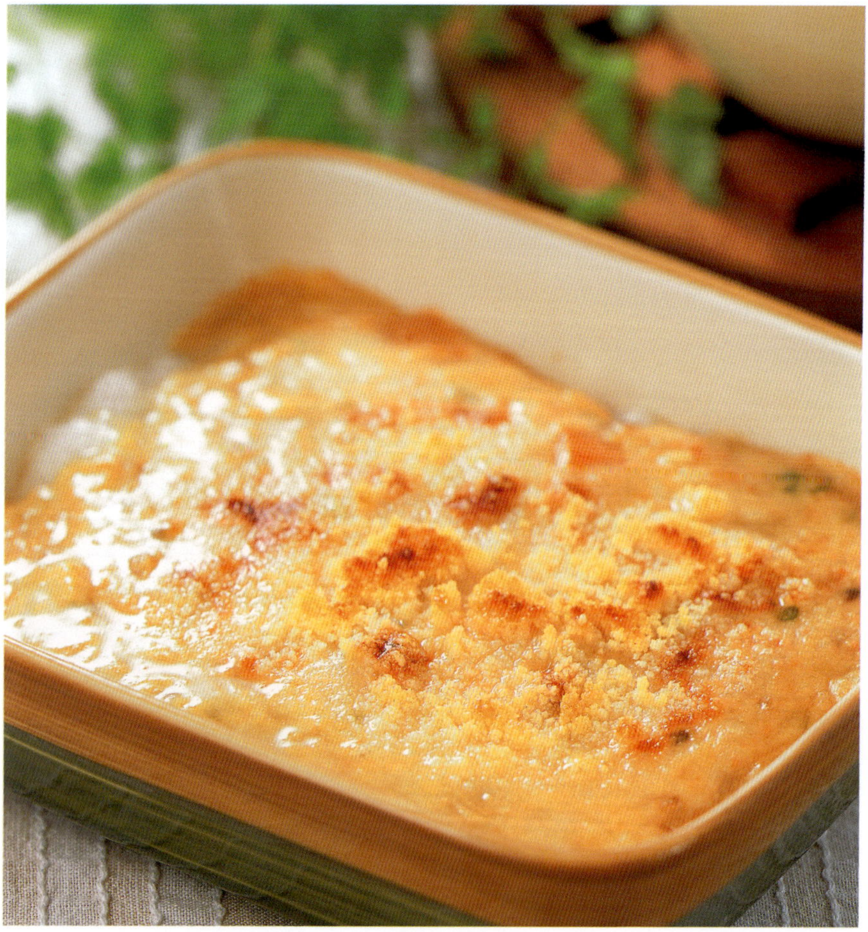

| | |
|---|---|
| エネルギー | 268kcal |
| たんぱく質 | 10.4g |
| 塩分 | 1.2g |

**栄養のポイント**

粉チーズでたんぱく質やカルシウム量がアップ。特に粉チーズは大さじ1杯で加糖ヨーグルト2/3カップ分のカルシウムがとれます。

材料を鍋に入れてさっと煮るだけ

# 鮭と野菜の卵とじ

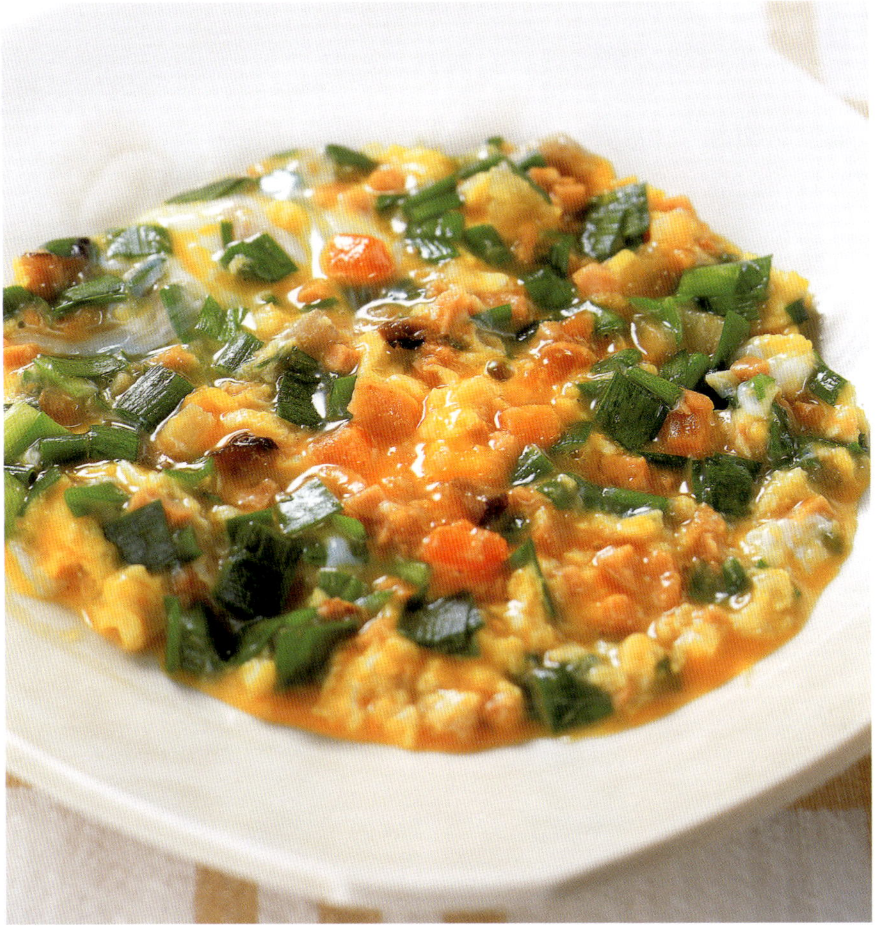

| | |
|---|---|
| エネルギー | 96kcal |
| たんぱく質 | 6.9g |
| 塩分 | 1.1g |

**栄養のポイント**

卵を加えると栄養素がアップします。
加工食品はビタミンCが不足しがちなので、野菜を加えて栄養素を補いましょう。



### 材料（1人分）

にら………………………… 20g
鮭と野菜の炊き合わせ
（107ページ参照）… 1/2袋（50g）
めんつゆ……………… 小さじ1
卵………………………… 1/2個

### つくり方

1 にらは細かく切る。
2 鍋に「鮭と野菜の炊き合わせ」、にら、めんつゆを入れ、にらに火が通るまで煮る。
3 溶き卵をまわしかけ、半熟状になったら火を止める。

### クッキングアドバイス

＊にらの代わりにほうれん草の葉先、みつば、白菜などでも。
＊卵の代わりに絹豆腐を使ってけんちん煮もできます。
＊めんつゆの量で味を調節しましょう。

海鮮の風味豊かな一品

# かにのリゾット

### 材料（1人分）

ごはん……………………………80g
かにのクリーム煮
（107ページ参照）……1袋（100g）
粉チーズ…………………大さじ1
パセリのみじん切り………少々

### つくり方

1 土鍋にごはんと同量の水を入れ、やわらかくなるまで煮る。

2 「かにのクリーム煮」を加えて混ぜ、弱火で約1分煮込む。

3 粉チーズをふり、水にさらしたパセリを中央にちらす。

### クッキングアドバイス

＊ごはんの代わりにマカロニまたはゆでたじゃがいもを入れ、クリームシチューに。

＊白粥やごはんの上に「かにのクリーム煮」と溶けるチーズをのせ、オーブントースターで焼けばドリアになります。

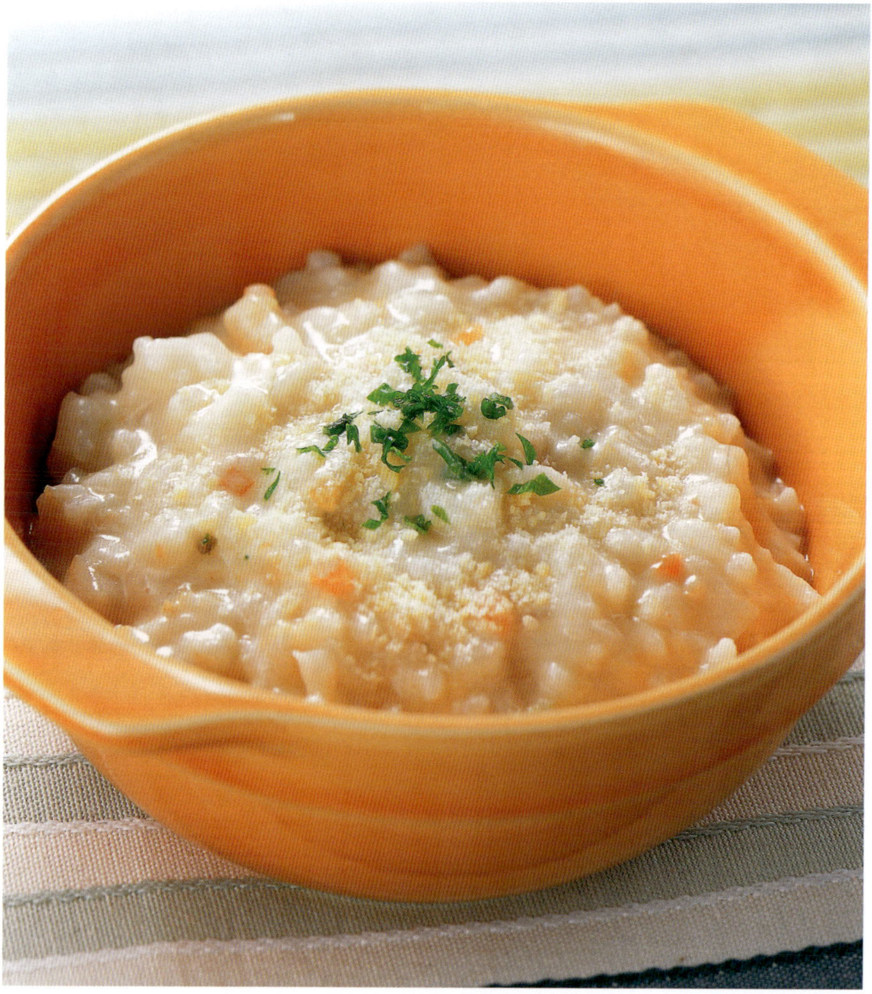

噛みやすい
飲み込みやすい
カルシウムたっぷり

| | |
|---|---|
| エネルギー | 265 kcal |
| たんぱく質 | 9.5 g |
| 塩分 | 1.2 g |

### 栄養のポイント

「かにのクリーム煮」にごはんと粉チーズを加えると、栄養バランスが整います。
副菜には、緑黄色野菜を使った一品を添えましょう。

しっとりした食感の素朴な味わい
# じゃがいもすいとんのみそ煮込みがけ

| エネルギー | 217 kcal |
| たんぱく質 | 9.9 g |
| 塩分 | 0.9 g |

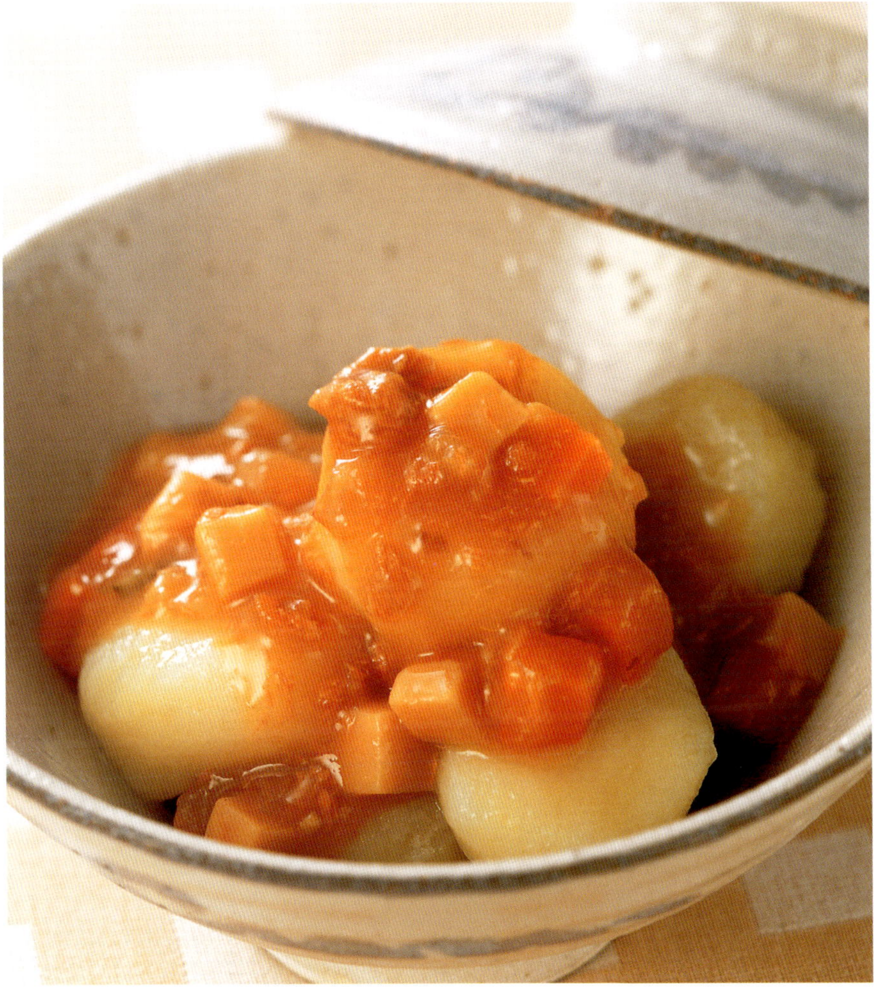

### 栄養のポイント
じゃがいもは「カリウムの王様」と言われるほど、カリウムが豊富。血中塩分を排出する働きがあり、体内の塩分バランスを調整し、高血圧や動脈硬化の予防に効果があります。

### クッキングアドバイス
＊イタリア料理のニョッキの応用。じゃがいもの皮は熱いうちにむけば、かんたんです。生地は冷めるとまとまりにくいので、手早く作業しましょう。
＊すいとんは冷めると固くなるので温かいうちに食べましょう。

飲み込みやすい
体力アップ
水分たっぷり

### 材料（1人分）
すいとん
┌ じゃがいも …………… 中1個
│ 小麦粉 …………… 大さじ3
│ 塩 …………… ひとつまみ
└ 片栗粉 …………… 少々
豆腐と鮭のみそ煮込み
（107ページ参照）…………… 1袋
めんつゆ …………… 小さじ1
お湯 …………… 小さじ2

### つくり方
1　じゃがいもは丸ごとポリ袋に入れ、電子レンジに1分30秒かけ、ひっくり返して再び1分30秒かけてやわらかくする。
2　熱いうちに皮をむき、ボールに入れてスプーンの背でつぶす。
3　小麦粉と塩を入れ、じゃがいもがまとまるまで手でよくこねる。
4　片栗粉を少し手に取り、一口大にまるめて沸騰した湯でゆでる。
5　浮いてきたら穴あきしゃくしで取り出す。
6　「豆腐と鮭のみそ煮込み」を温め、めんつゆと湯で味を調え、5にかける。

不足しがちな食物繊維たっぷり

# 五目おからサラダ

### 材料（2食分）

おから……………………………50g
万能ねぎの小口切り…大さじ1
すき焼き（107ページ参照）
……………………………………1パック
マヨネーズ……………大さじ1
しょうゆ………………小さじ$\frac{1}{2}$
飾り用のシルクレタスなど

### つくり方

1 耐熱ボールにおからを入れ、ラップなしで電子レンジに1分かける。

2 万能ねぎ、すき焼きを加え、再びラップなしで電子レンジに1分半かける。

3 粗熱を取り、マヨネーズ、しょうゆを混ぜる。

### クッキングアドバイス

＊面倒なおからを炒る作業は、電子レンジで。
＊冷凍保存できるので、レトルトすき焼きを使い切れる2食分でつくるのがおすすめです。

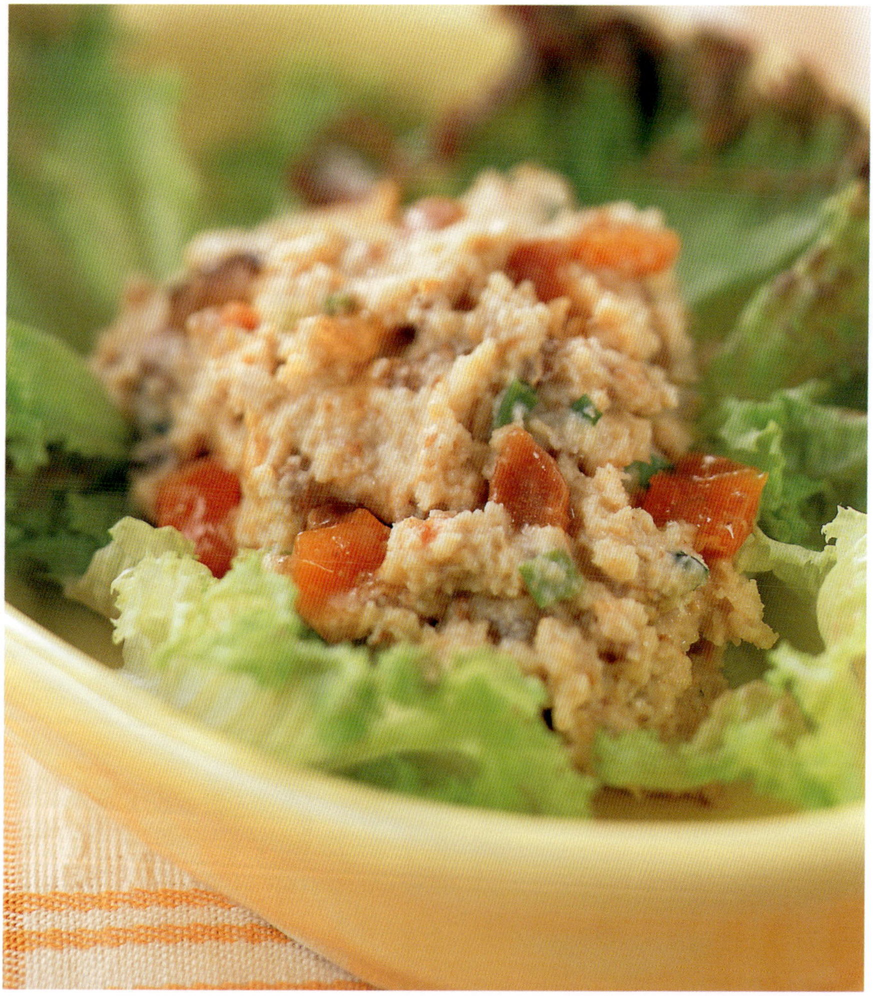

| | |
|---|---|
| エネルギー | 120kcal |
| たんぱく質 | 5.1g |
| 塩分 | 0.8g |

※1食分あたり

### 栄養のポイント

おからは食物繊維が多いので、すし飯、肉団子に混ぜるなど、使いまわしたい食材です。

材料を混ぜてチンするだけでカレーに変身
# 和風カレー

| エネルギー | 329 kcal |
| たんぱく質 | 12.3 g |
| 塩分 | 1.1 g |

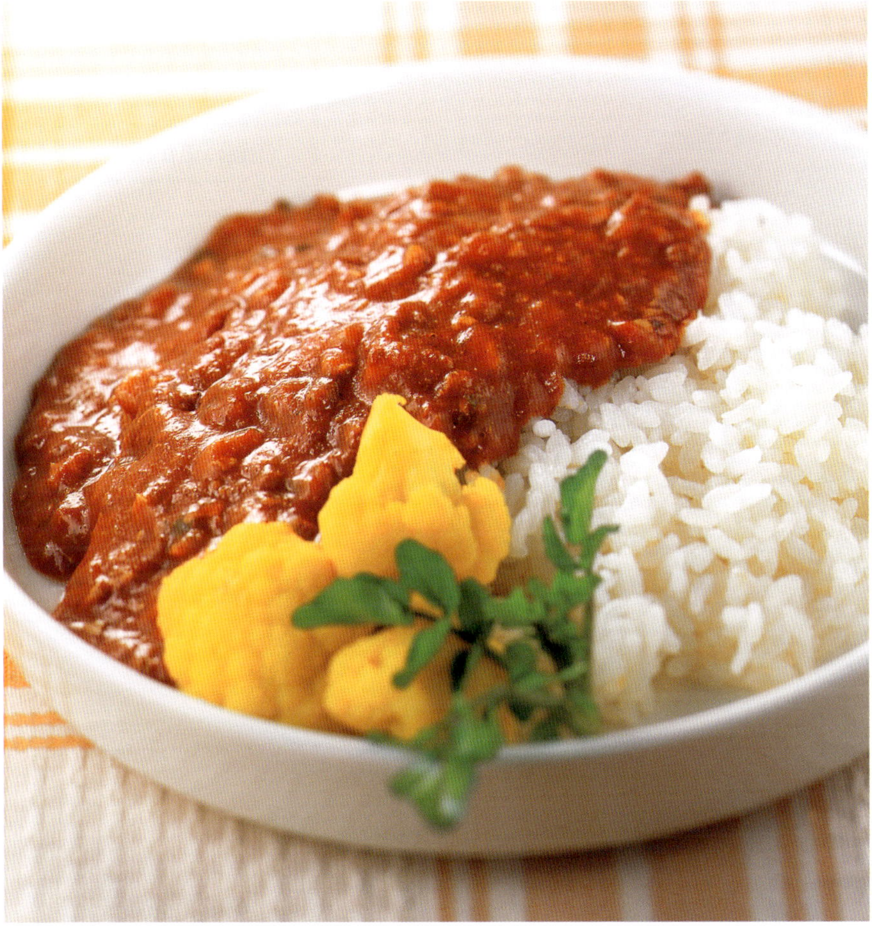

**栄養のポイント**
これ一品で1日に必要なカルシウムの1/4近くをとることができます。

### 材料（1人分）
カレー
- すき焼き（107ページ参照） ……… 1パック
- スキムミルク ……… 大さじ1
- トマトペースト ……… 大さじ1
- カレー粉 ……… 小さじ1/2

バター ……… 小さじ1
ごはん ……… 茶碗1杯
飾り用のカリフラワー（ターメリックを入れた熱湯でゆでたもの）、クレソン

### つくり方
1 耐熱ボールにカレーの材料を入れて均一に混ぜ、ラップをかけて電子レンジに1分10秒かける。
2 バターを加え、ごはんに添える。

### クッキングアドバイス
＊ごはんの他、うどんやオートミールにかけても。

体力アップ
塩分ひかえめ

温めてかけるだけ、飲み込みやすくおなかにやさしい

# 豆腐の中華風煮込みがけ

### 材料（1人分）

絹豆腐……………………………100g
塩……………………………………少々
貝柱とかきたまの中華風煮込み（107ページ参照）……………1袋

### つくり方

1 豆腐は塩を加えた熱湯でゆでて温める。

2 皿に盛り、温めた「貝柱とかきたまの中華風煮込み」をかける。

### クッキングアドバイス

※木綿より絹豆腐の方が口当たりがなめらなので、嚥下力が弱っている方には食べやすくなります。塩ゆでするると、さらにやわらかくなります。

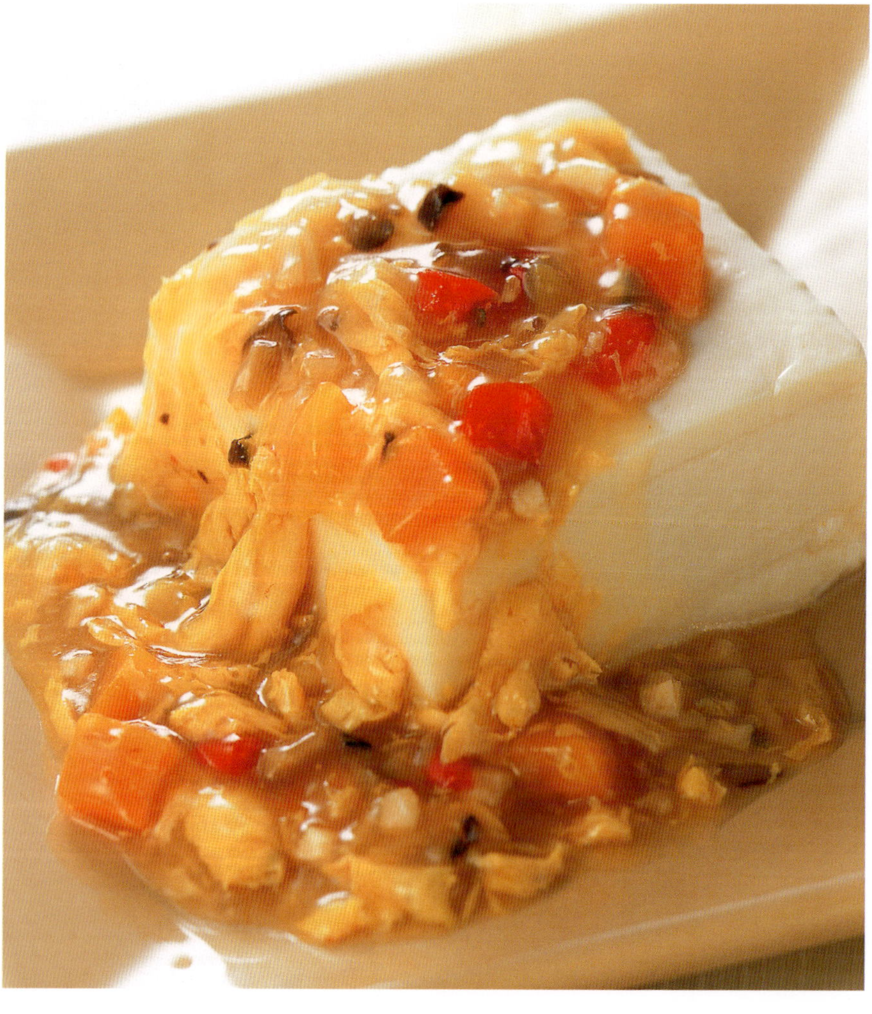

| | |
|---|---|
| エネルギー | 145kcal |
| たんぱく質 | 10.8g |
| 塩分 | 0.9g |

**栄養のポイント**

レトルト食品に豆腐を加えると良質のたんぱく質がプラスされ、栄養価がアップします。また、豆腐は水分をたっぷり含んでいるので、水分補給にもなります。

噛みやすい
飲み込みやすい
水分たっぷり

第7章

# 介護食の基礎知識

現在、介護にあたっている方も、
これからされる方も、
まず、基礎知識を頭に入れておいてください。
調理方法、栄養管理、食事の環境など、
いくつかのポイントを習慣にするだけで、
食事の時間は高齢者にとっても介護者にとっても
もっと楽しくなるはずです。

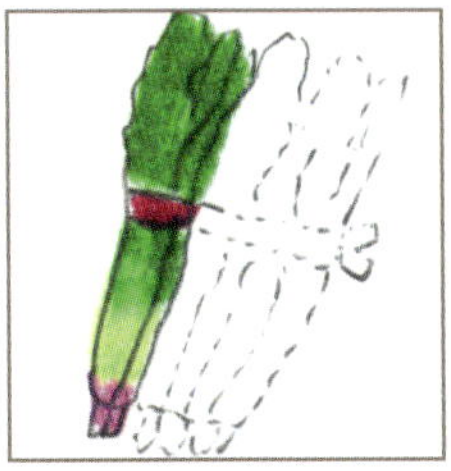
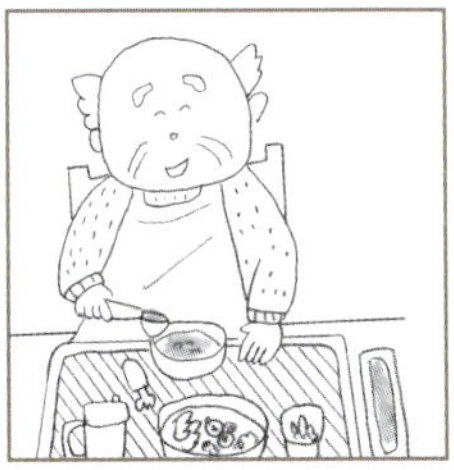
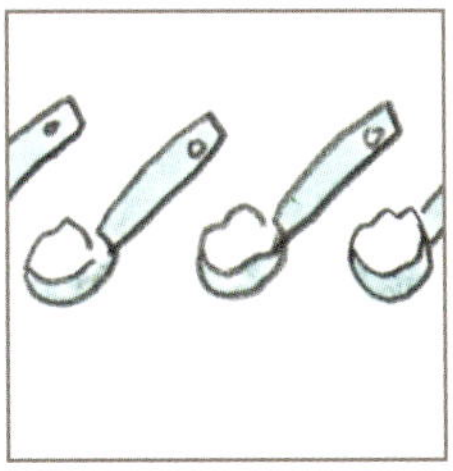

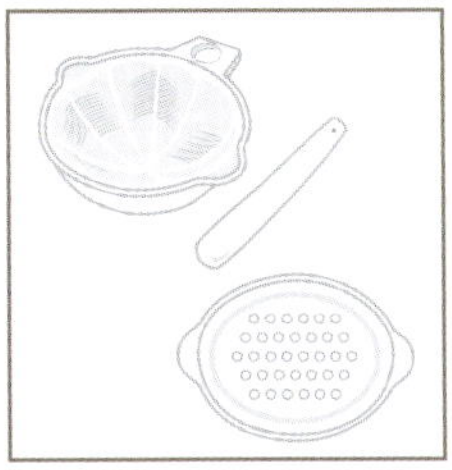

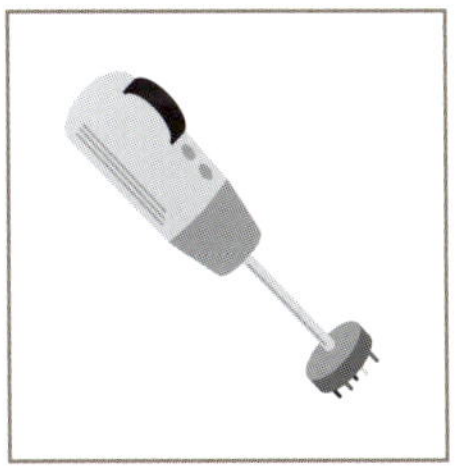
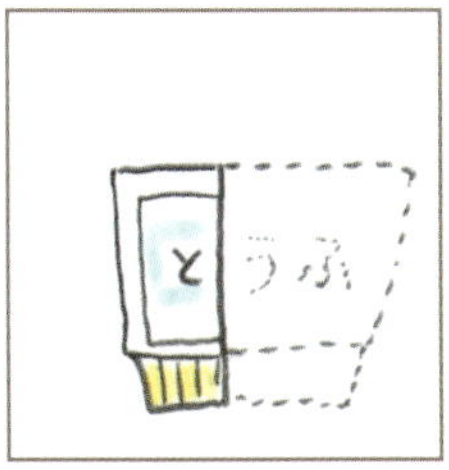

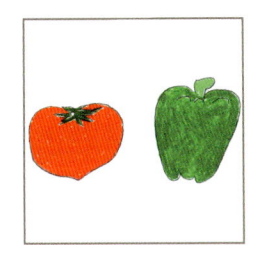

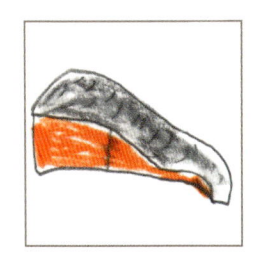

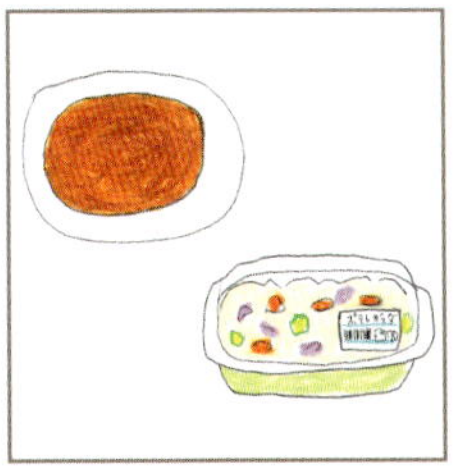
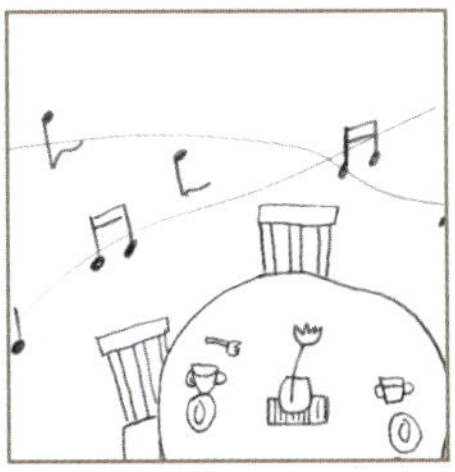
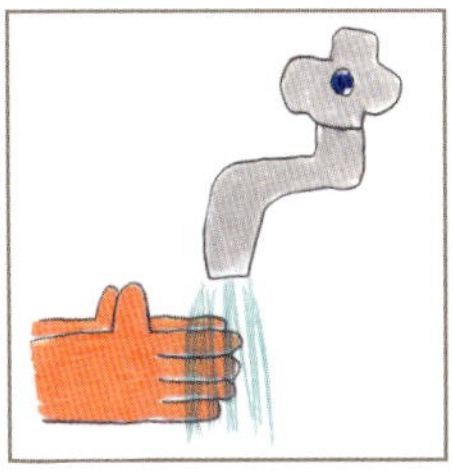
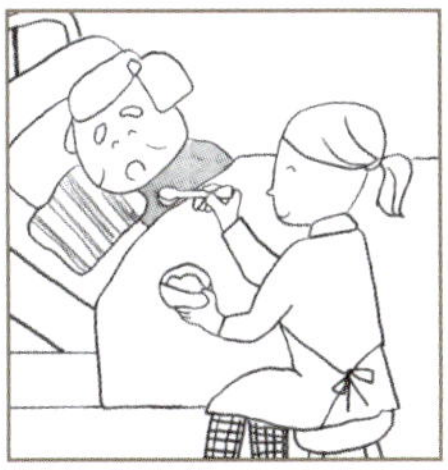

# 栄養は足りている？
# 上手に栄養をとるためのアドバイス

## 栄養不足を早めに気づく方法

栄養が足りているか最もかんたんに知る方法は、体重と食欲をチェックすることです。減量を必要としない体型で、平常時より5%以上体重が減少すると、軽度の栄養障害が疑われます。そのためにも体重は週1〜2回測定するとよいでしょう。

体重は便秘や浮腫（体内に水分がたまること）によって、また食欲は薬によっても影響を受けるため、日々のちょっとした体調の変化をカレンダーなどに書き込んでおくと、専門家が判断するときに参考になります。しかし、正確な栄養状態は血液検査などでなければ分からないため、1年に最低2回、またちょっと気がかりなことがあったら、早めに医師に相談して血液検査を受けましょう。

## 上手に栄養をとるための5つのポイント

### ポイント1　間食を含めて食事は1日4回以上とる

高齢になるとどうしても1回の食事、飲水量は少なくなります。1日に必要な栄養素を3回の食事だけでとることは困難です。また食事にかける時間が長くなると疲れてしまうため、1回の食事時間を短くして食事回数を増やすと、トータルな摂食量は多くなります。

### ポイント2　その人の食生活リズムをくずさない

家庭にはその家庭独自の食生活リズムがあり、そのリズムを身体自体が覚えています。例えば私たちが時差のある海外に行くと、食欲のリズムが狂うことと同じです。成人では順応できても、高齢者では変化に順応しにくいばかりか、ストレスにもなりかねません。

### ポイント3　食事は主食、主菜、副菜、汁物をそろえる

主食であるごはん、パン、めん類はエネルギー源になります。それに肉、魚、卵、大豆製品など、たんぱく質の摂取に役立つ主菜、煮物やおひたしなどの野菜料理であるビタミン、ミネラルの多い副菜をそろえます。

水分をとったり、喉を潤して食べやすくするためには汁物やお茶を用意しましょう。さらに、間食ではビタミンの多い果物、カルシウムが豊富な乳製品を利用するといいでしょう。

### ポイント4　栄養のバランスをよくするために、色のある食品を使う

果物や鮭やイクラに含まれている天然色素（カロチノイド系色）や、お茶、ワインなどのポリフェノール類には、がん予防効果が確認されています。また、緑黄色野菜にはビタミンが多く含まれています。色とりどりの食品を使うことは「おいしそう」と目に訴えるだけでなく、身体にとっても良いことです。

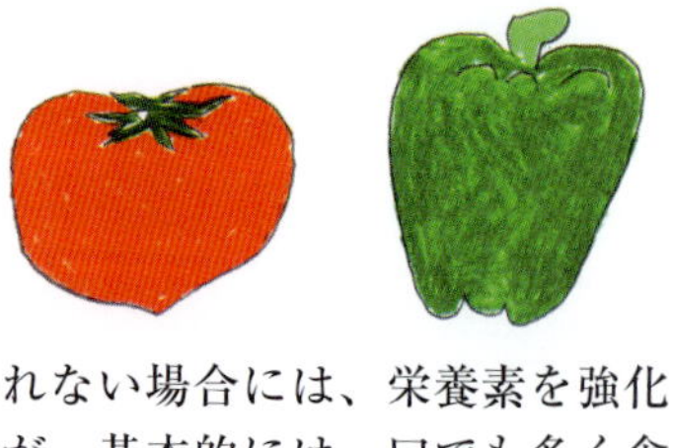

### ポイント5　おいしく、楽しく食べる

いかに栄養学的に優れた食事であっても、胃袋に入らなければ身体に効果はありません。食べてもらう条件としては安全に喉を通過すること、おいしくてたくさん食べられることが不可欠です。どうしても少量しか食べられない場合には、栄養素を強化した製品も使いますが、基本的には一口でも多く食べていただくことが大切です。

## 1日にとりたい食品の目安量

下記に1日にとりたい食品の目安量を示しました。しかしこれは平均的な体格で、1日に1時間程度散歩や歩行を行なう健康な70歳を基準としたものです。体格が小さい場合、運動量が少ない場合はこの基準より少なくなります。摂取したい食品の目安量は、疾病や栄養状態でも異なり、個人差が大きいため、医師や栄養士に相談しましょう。

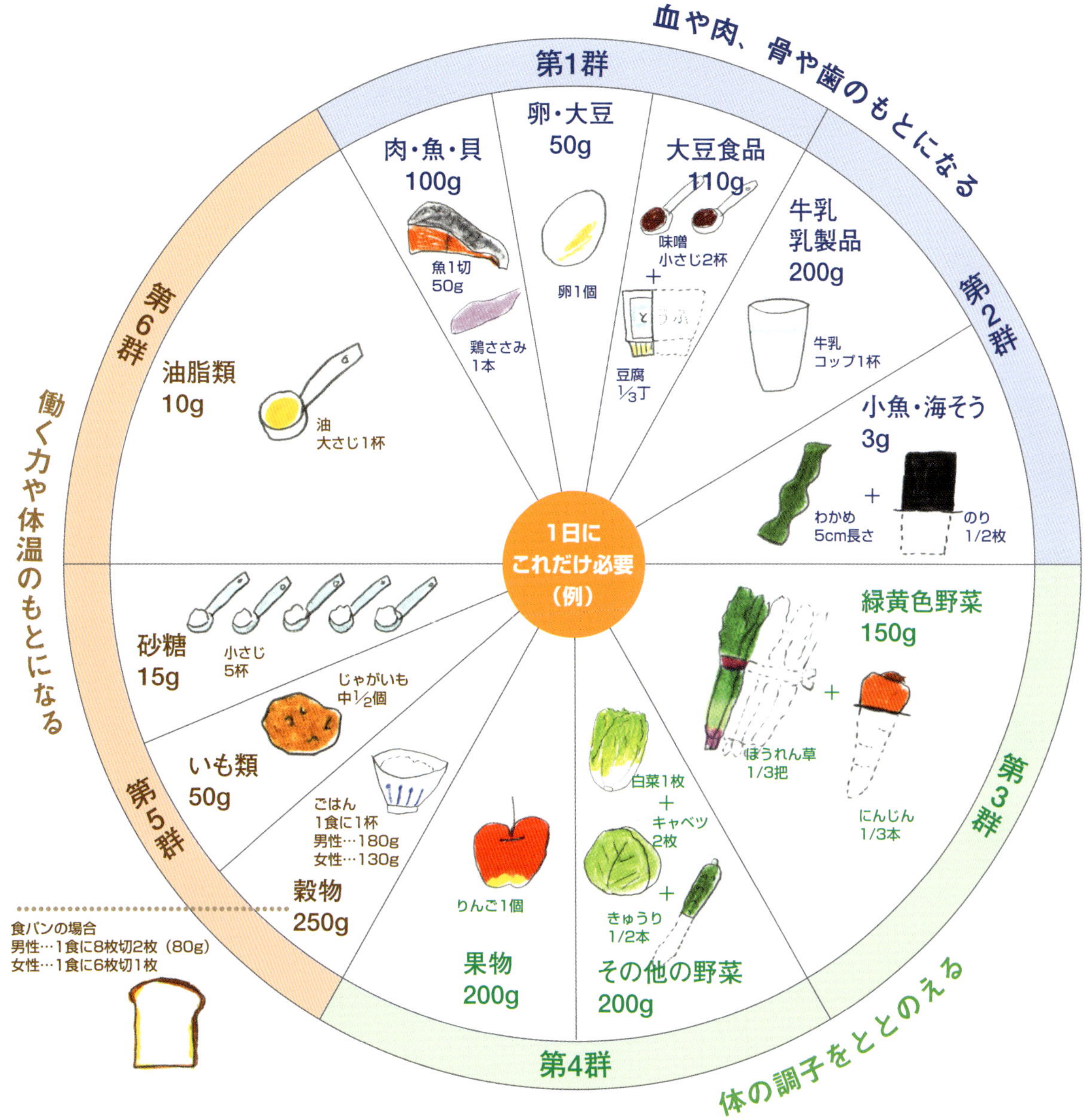

血や肉、骨や歯のもとになる
第1群
肉・魚・貝
100g
魚1切
50g
鶏ささみ
1本
卵・大豆
50g
卵1個
大豆食品
110g
味噌
小さじ2杯
+
豆腐
1/3丁
第2群
牛乳
乳製品
200g
牛乳
コップ1杯
小魚・海そう
3g
わかめ
5cm長さ
+
のり
1/2枚
1日に
これだけ必要
(例)
第3群
緑黄色野菜
150g
ほうれん草
1/3把
+
にんじん
1/3本
第4群
その他の野菜
200g
白菜1枚
+
キャベツ
2枚
+
きゅうり
1/2本
果物
200g
りんご1個
体の調子をととのえる
第5群
穀物
250g
ごはん
1食に1杯
男性…180g
女性…130g
食パンの場合
男性…1食に8枚切2枚（80g）
女性…1食に6枚切1枚
いも類
50g
じゃがいも
中1/2個
砂糖
15g
小さじ
5杯
第6群
油脂類
10g
油
大さじ1杯
働く力や体温のもとになる


健康な高齢者の場合（65〜80歳の平均目安量）

男性 エネルギー：1550kcal　たんぱく質：65g

女性 1300kcal　60g

出典：「訪問看護と介護」vol.7No.9 2002　P.772一部改変　医学書院

# 家族と一緒に
# 食事をとることのメリット

## 療養者にとってのメリット

### ●家族とともに食べる安心感がある

「これ、おいしいね」「やっぱり新米は違うよ」などと、食品や料理に関する話題が食卓では飛び交います。「おいしいですよ。食べてください」とすすめられるよりも、自然な食事の話題のほうが食欲がわくものです。

また、むせなどがあって食事に恐怖心を抱いた経験がある場合は特に、食事の際、周囲に複数の人の目と手があることに対する安心感は大きいのです。

1人で食べるとどんなにおいしい料理でも味気なく感じ、また、「はい、食べて。はい、ごっくんして」と追いたてられるような食事では、緊張して喉の通りも悪くなります。食事は危険行為になることもあるので観察は必要ですが、過度の観察は相手に多大なる負担をかけことになりかねません。

### ●食卓では五感が刺激されて食欲が増す

食卓には焼き魚やごはんが炊けた香りなどいろいろな食事の香りがあります。調理する音や食器の音など、耳からの刺激もあります。また複数の人が集うことで、人の温かみを感じることができます。

料理はそれぞれの皿に盛りつけるより、大皿に盛った方がはっきり認識できます。さらに無機質なサイドテーブルの色より、木目があるテーブルやクロスの色が食事をぐっと引き立てます。

このように1人の部屋に食事が運ばれてくる場合よりも、食卓の方が五感に対する刺激が多いのです。1人分では感じない料理の香りも、食卓では視覚以上に料理のおいしさをアピールします。

ある療養者の方が教えてくださいました。「きざむ音、煮物の香り、食事中の会話など全てが唾液の分泌を良くするのです」と。

## 介護者にとってのメリット

### ●同じものをアレンジして食べる方が、食事づくりの負担が少ない

たとえ摂食が難しい場合でも、全てを家族の食事と別につくる必要はありません。

豆腐料理や卵料理などは、そのままで食べやすい料理です。「豆腐ステーキのきのこソースがけ」であれば、きのこだけを除いたあんにするとそのまま利用できます。また、食卓で煮物を取り分け、つぶして召し上がっていただいてもいいでしょう。

「この小鉢にあるきざんだ赤いものは何だろう」ではなく、「筑前煮のにんじんと里いもを、取り出してつぶしたんだ」とイメージできることが、食欲にもつながります。

### ●療養者の状態がよく分かる

「何となく元気がない」「今日はよくむせる」など、一緒に食事をするとちょっと気がかりとなることがあります。介護者や家族が複数である場合、このちょっとした違和感を察知しやすいのです。

「いつもと同じごはんの固さなのに、飲み込みに時間がかかる」と思う場合には、ごはんの固さに対して第三者の意見も重要です。

新米を炊いた場合は古米より米の水分量が多いため、やわらかくなります。家庭でのちょっとした変化が、後に専門家の診断に役立つことが多いのです。

介護者が1人では療養者の変化に気づきにくいことはあっても、複数になればなんとなく感じた違和感も確信となります。療養者を一番よく理解しているのは家族です。食事の場面での変化をキャッチすることはとても重要です。

# 積極的に活用したい中食とコンビニエンスストア
## ―生鮮食料品だけが食材ではない―

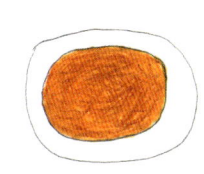

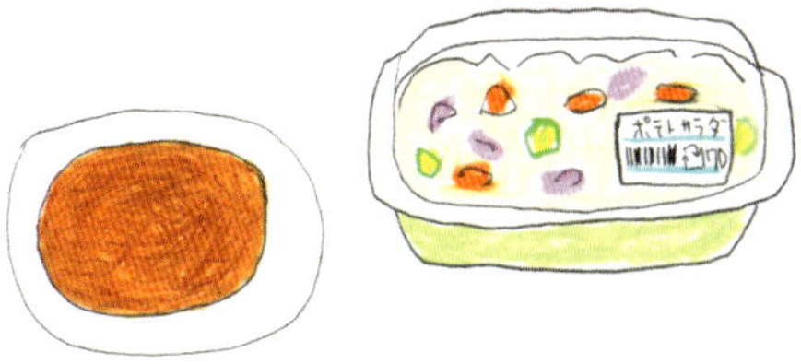


私たちの食事は家庭で調理して食べる内食、家庭の外で食べる外食、惣菜などを買ってきて食べる中食の3つに大別できます。

ここ数年の消費動向を見ても内食は減少し、外食は伸び悩み、唯一中食のみが売上げを伸ばしています。最近は路面の惣菜店やデパート地下食料品売り場などでも、高齢者の姿を見かけることが少なくありません。1人暮らしや高齢者夫婦のみの世帯の増加がその一因ですが、調理の負担からの開放感や少量でも購入できる惣菜の利便性も挙げられます。

同様にコンビニエンスストアも地域の至るところにあるため、これらの商品を上手に使いながら食生活を展開することもできます。

## コンビニエンスストアの活用

コンビニエンスストアでは生鮮食料品の調達は限られますが、乳製品やパンなどの日配品は比較的回転が早く、かつ消費期限の管理が厳しいために、食品衛生の面からは安心して利用できます。

本来1人暮らしの若年層をターゲットに発展した販売形態であるため、商品の包装単位が小さく、使いきりサイズのものが多いというのも、食事量が少なくなっている高齢者には嬉しい点です。中でもレトルト粥やスープ類などは利用しやすいでしょう。高エネルギーの「飲むゼリー類」や「カルシウムの多いドリンクやパン」など、特定の栄養素を多く含んだ栄養機能食品も充実しています。

しかし、惣菜類は若年層をターゲットに開発され、冷蔵保存されているものが多いため、全ての味や食感が介護食に向くとは限りません。

## 惣菜などの中食も取り入れよう

日本人は以前から惣菜を購入するのに抵抗感が少ないと思われます。商店街の精肉店がコロッケを販売したり、焼き魚や煮物などおふくろの味的な料理は大皿に盛って売られていました。そのような背景もあって市販の惣菜使用に抵抗感が薄いのかもしれません。

しかし市販の惣菜では味つけが濃かったり、量が多かったりと問題もあるため、惣菜、中食のみで食事を構成するのは控え、食事の1部として利用するといいでしょう。特に揚げ物など家庭で少量作ることが安全面や経済面から難しいものは、中食を活用してはどうでしょう。いつもの食事のレパートリーに行き詰まった時などは、デパ地下（デパート地下食料品売り場）やホテイチ（ホテルのレストランで調理された惣菜を販売するコーナー）を利用するといいでしょう。

テリーヌ1枚あるだけでも食卓は変わります。最近では在宅で療養していても、ホテル料理を味わうことができるのです。以下、中食をかしこく利用する4つのポイントをご紹介します。

**ポイント1**　**主食、主菜、副菜、汁の一品として利用する**

おこわやスープは専門店のものを味わったり、コロッケやメンチカツを利用するときは家庭と同じつけ合わせを一品を添えます。衣は無理でも揚げたてコロッケの中身だけでも、揚げ物風味を味わうことはできます。

**ポイント2**　**1人量を2人で分ける**

サラダなども半分量が高齢者の適量の場合が多いのです。

**ポイント3**　**信頼できる店を選ぶ**

コンビニエンスストアの惣菜と異なり消費期限が明記されていないものは、早めに食べましょう。

**ポイント4**　**家庭ではなかなかできない料理は、中食を利用する**

ロールキャベツなどの煮込み料理や、色鮮やかな和え物は、デパ地下惣菜店の得意料理です。

# 家庭での調理
## ー食中毒のリスクの高い家庭調理の注意点ー

毎年の食中毒の発生件数をみると、最も多いのは飲食店ですが、それに続くのが家庭での食中毒です。

一般に食中毒は原因菌や発生源となった食品や料理に関心が集まりますが、食べる側の抵抗力や体力も重要な要因です。例えば小学校や高齢者施設での食中毒をみると、教員や施設職員も同じ給食を食べています。しかし被害が拡大するのは低学年の児童や高齢の入所者であることが圧倒的に多いのです。

### 家庭で食中毒を防ぐ3原則

**1 原因菌をつけない**

食中毒の原因菌は一般には十分加熱すると死滅させることができます（給食施設などでは料理の中心温度が75℃に達してから、さらに1分以上の加熱を行ないます）。しかし、一旦は無菌化された料理であっても、不衛生なまな板の上できざんだり、汚れた手で盛りつけた場合には再度、菌に汚染されるので注意。

**2 菌を増やさない**

調理後放置すると食中毒の原因菌は増殖していきます。食事はできたてを食べることが原則ですが、すぐに食べない場合には冷蔵庫に入れましょう。いったん火から鍋をおろして数時間経過した煮物などは、食べる前に再度加熱して増殖した菌を死滅させます。

**3 菌を殺す**

原因菌を殺すには、十分加熱するか、除菌用スプレーを使用します。布巾類も定期的に消毒するか日光の下で乾燥させましょう。

### 家庭で食中毒を防ぐために役立つ製品

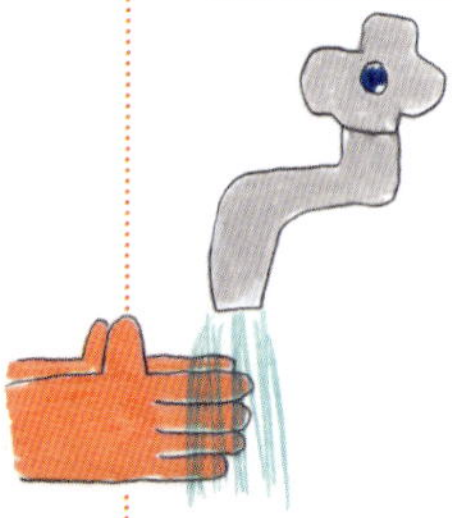

**薬用石鹸**

食中毒予防の基本は手洗いです。
台所ではポンプ式が便利。

**除菌用アルコールスプレー**

まな板、包丁、フードプロセッサー、ミキサーなどに使用する習慣をつけましょう。

**まな板用のプラスチックシート**

出来上がった料理を食べやすい大きさにきざむ時に使用します。きざみ専用のまな板がない場合に便利。使用前に除菌用アルコールスプレーで消毒します。

**除菌効果のある食器洗剤**

食器洗い用のスポンジは雑菌の巣と言っても過言ではないので、除菌効果のある洗剤を使いましょう。

### ☑ 家庭での食中毒を防ぐ9つのチェック

1 食材は消費期限を確認して新しいものを購入していますか？
2 冷蔵庫に食材を詰めすぎていませんか？
3 期限切れの食材、いつ容器に移し代えたか不明な食材が冷蔵庫を占拠していませんか？
4 煮物やカレー、シチューを鍋のまま一昼夜常温で放置していませんか？
5 前日からそのまま食卓に放置した料理を、再加熱せずに食べていませんか？
6 前日の料理等を再加熱する際に、臭いなどを確認していますか？
7 乾いた清潔なふきんで食器や箸、器具をふいていますか？
8 ミキサーやフードプロッサーはカッターの部分も洗って、乾燥させていますか？
9 まな板やふきんは定期的に消毒していますか？

# 知っておくと安心！
# 食事介助の安全テクニック

## 食事環境を整える

### 姿勢を整える

　食べやすいようにやや前かがみの姿勢で身体を安定させます。食事が長時間に及んで姿勢がずれてくると食べにくいだけでなく、あごが上がることでむせたり、誤嚥下を起こしやすくなります。

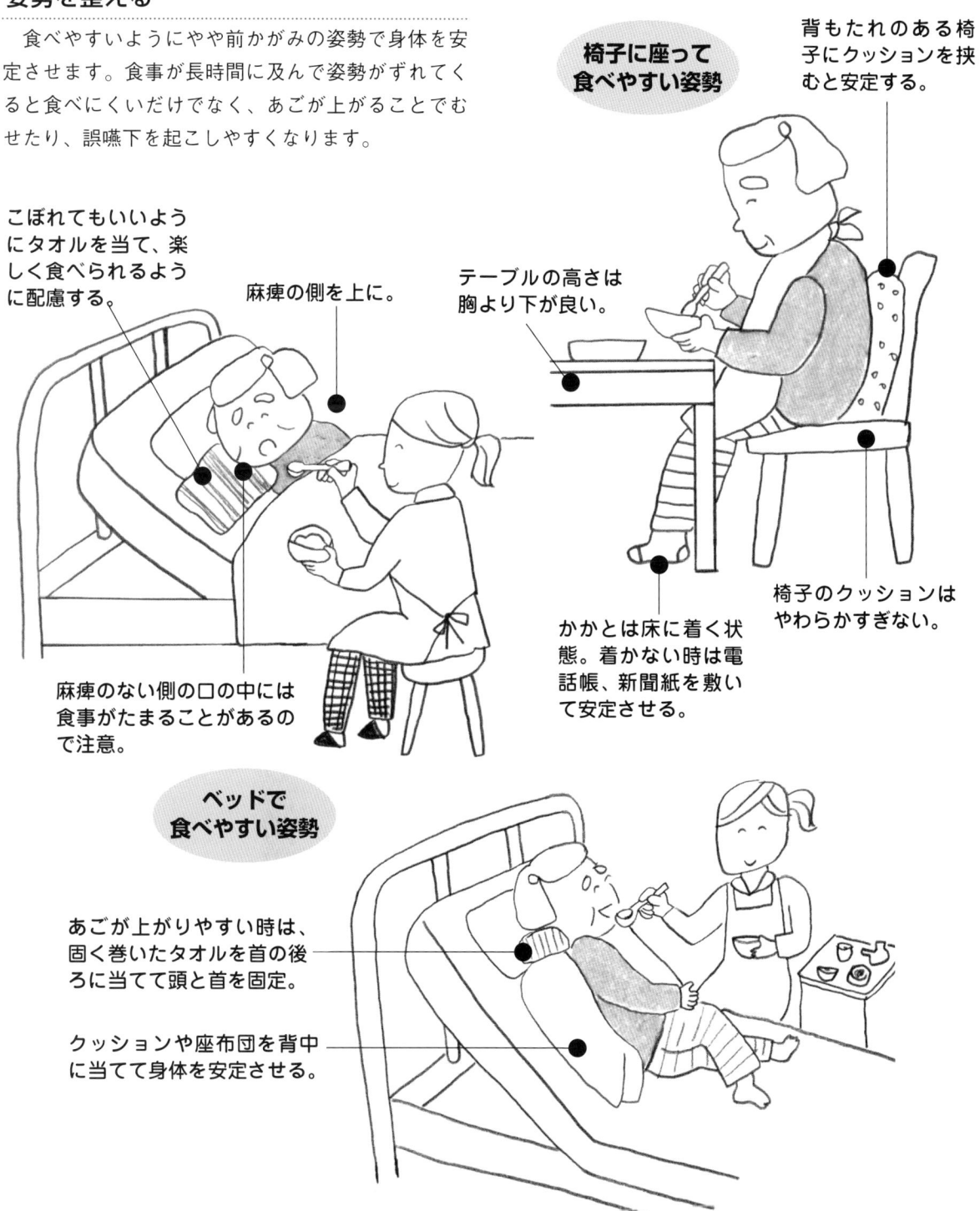

椅子に座って
食べやすい姿勢
背もたれのある椅子にクッションを挟むと安定する。
テーブルの高さは胸より下が良い。
かかとは床に着く状態。着かない時は電話帳、新聞紙を敷いて安定させる。
椅子のクッションはやわらかすぎない。


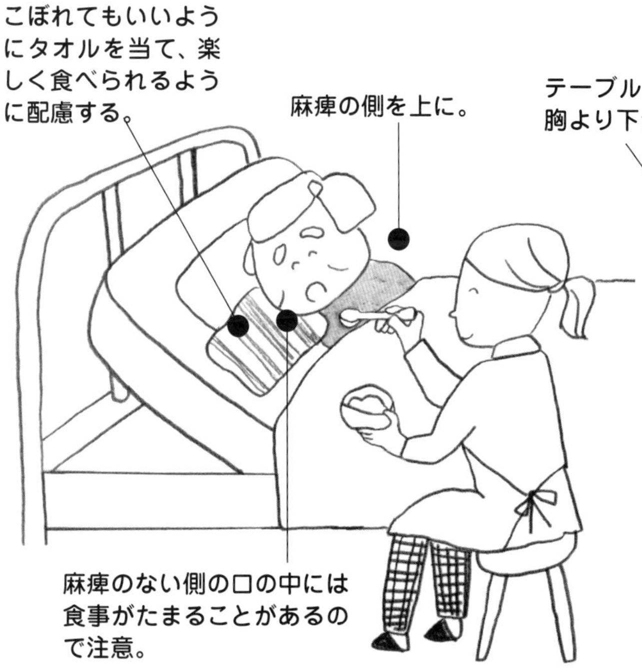

こぼれてもいいようにタオルを当て、楽しく食べられるように配慮する。
麻痺の側を上に。
麻痺のない側の口の中には食事がたまることがあるので注意。


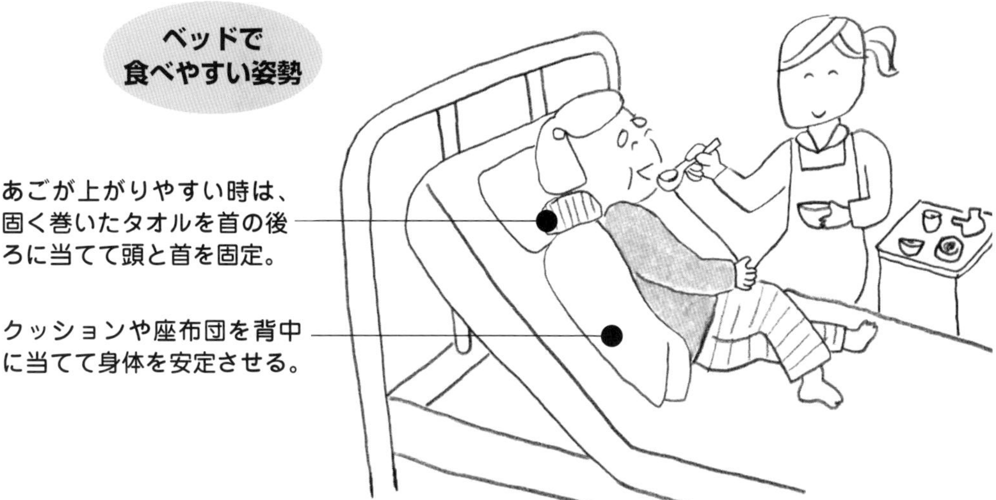

ベッドで
食べやすい姿勢
あごが上がりやすい時は、固く巻いたタオルを首の後ろに当てて頭と首を固定。
クッションや座布団を背中に当てて身体を安定させる。

## 食器や食事用具を整える

大きさや重さなど使いやすい食器や用具を準備します。麻痺などのために手が不自由な場合は、機能障害があっても食べやすいように開発された補助道具を積極的に使いましょう。各メーカー、通信販売などで扱っています（109ページ参照）。

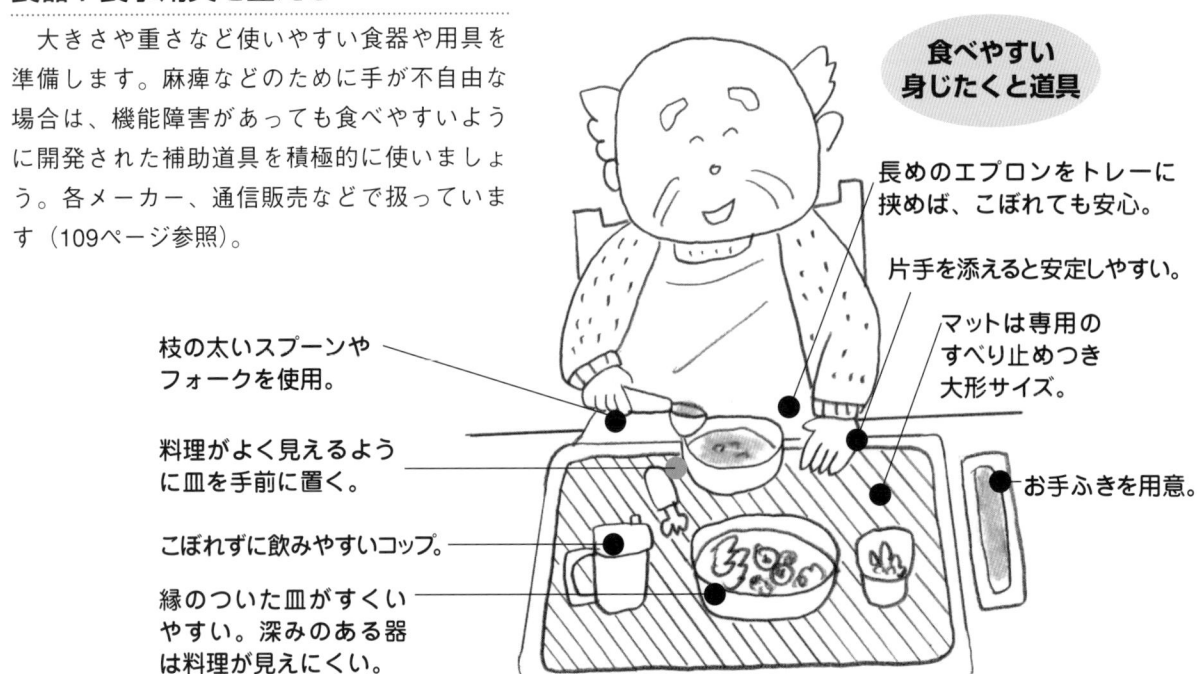

食べやすい
身じたくと道具
長めのエプロンをトレーに
挟めば、こぼれても安心。
片手を添えると安定しやすい。
マットは専用の
すべり止めつき
大形サイズ。
お手ふきを用意。
枝の太いスプーンや
フォークを使用。
料理がよく見えるよう
に皿を手前に置く。
こぼれずに飲みやすいコップ。
縁のついた皿がすくい
やすい。深みのある器
は料理が見えにくい。


## 食事の介助

●食事の前にウォーミングアップを行なう。
　手や顔をふいてすっきりさせる。
　お口の準備運動をして動きをよくする。
　「パパパパ、パジャマ」「ララララ、ラッパ」「カカカカ、カラス」
●食べ物をよく見せたり、説明をしてイメージしてもらう。
●食べ物の温度を確認する（介護者が食べて確認、手の甲に乗せて確認）。
●熱いものをよく冷ますとともに、「熱いので冷ましました」と伝える。
●まずは食事前に水分（お茶か白湯を通常の粘性の状態で）で喉を潤す。
　通常の粘性で（トロミをつける必要のない場合はそのまま）でむせる場合は、介助に細心の注意を払い、よく観察しながら早めにきり上げ、無理はしない。
●飲み込んだことを確認しながら、ひとさじひとさじゆっくりと食べる。
●「おいしいですか？」「一口量は多かったですか？」「熱すぎませんか？」などと会話を交わす。
●固形物と汁や飲み物を交互にして口に残ったものを流しながら食べる。
●食後は水やお茶を飲んだり、うがい、口すすぎで口の中をさっぱりさせる。
●口の中のケアを行ない、誤嚥防止のために食後しばらくは頭を高いままにしておく。

## 忘れてはいけない口の中のケアと体温チェック

うがい、口すすぎなど、口の中のケアは誤嚥防止に欠かせません。また肺炎に気づくためにも定期的に体温チェックをしましょう。病院などでは起床後、午後3時頃、就寝前の計3回、体温をチェックします。家庭でも小さな変化に早期に気づくためにも体温チェックを習慣づけましょう。

# 安全に安心して食べていただくための食品選びと調理のコツ

むせると食事に対する恐怖感が生じます。
また固いものが食べにくくなったり、飲み込みが難しくなると、
食べられる食品や料理が限られるために栄養が偏るだけでなく、
食事の単調さから食欲不振につながることもあります。
しかし、「食べにくい」＝「食べられない」ではないため、
食品の選び方と調理の工夫で食べられる可能性を広げましょう。

## むせやすいとき

**避けたい食品**

- **粘りのないサラッとした液体**　例：水、お茶、味噌汁、コンソメスープ
- **粉っぽいもの**　例：胡麻、きなこ
- **口の中でばらけるもの**　例：クッキー、せんべい、寒天系のゼリー
- **ほぐしただけの焼き魚**
- **酸味の強いもの**　例：柑橘系の果物やジュース

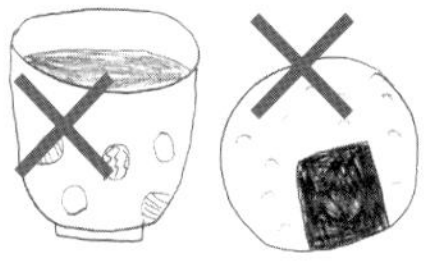

**おすすめの食品**

- **少しトロミのある液体**　例：牛乳、ヨーグルトドリンク、ポタージュスープ
- **ゼラチンを使った寄せ物**　例：ゼリー、テリーヌ
- **あんやクリームをかけた料理**　特に口の中でばらける料理にあんをかける。

## 固いものが食べにくいとき

**避けたい食品**

- **繊維の固いのもの**　例：筍、ごぼう、れんこん、たこ、いかなど
  小松菜やチンゲン菜は茎の部分が固い。
- **弾力が強いもの**　例：竹輪やかまぼこなどの
  練り製品は、弾力があるため、噛み切る力が弱い方には不可。

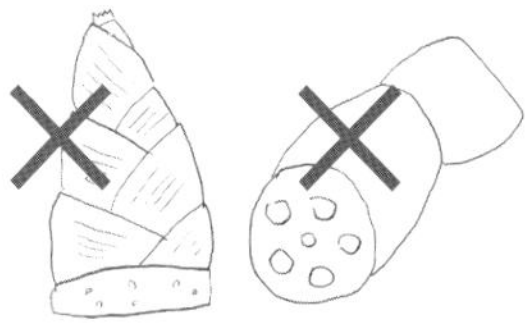

**おすすめの食品**

- **流動体、半流動体の食品**　例：プリンや茶碗蒸し、葛湯
- **卵で固めたもの**　例：パンプディング、フレンチトースト、小田巻き蒸し

**調理の工夫**

- ◆**繊維の固い食材は、繊維を切るように包丁を入れる。**
  **細かくきざんだり、ミキサーでペーストにする。**
- ◆**やわらかくなる調理方法を選ぶ。焼き物、炒め物、揚げ物よりは、煮物や蒸し物がよい。**
- ◆**圧力鍋を使ってやわらかく加熱する。**

## 飲み込みが難しいとき

**避けたい食品**

- **スポンジ状のもの**　例：パンやカステラなどは口の中にはりついて危険。
- **喉につまりやすいもの**　例：大豆、胡麻、ピーナッツ、餅、せんべい
- **口の中にはりつきやすいもの**
  例：パン、カステラなどの他、のり、わかめなどの海そう類、ウエハース、葉野菜
- **ねっとりとしたもの**　例：固い葛湯など

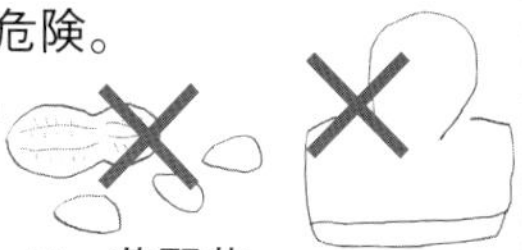

**調理の工夫**

- ◆**すべりのよい食材と和える**　例：山いも、なめたけ、もずく、
  細かくきざんだモロヘイヤなどつるりとしたものをかける、または和える。
- ◆**油脂を使う**　油、マヨネーズ、ピーナッツクリームなどを使って口の中のすべりをよくする。
- ◆**ゼラチンや介護食用寒天を使って口の中のすべりがよい寄せ物をつくる**

# 症状、状態に応じたアドバイス

**食事をとりにくくしている症状や状態に合わせて、食品選び、調理、食べ方を工夫してみましょう。ここでは最も代表的な例を挙げました。**

## 便秘

在宅療養している女性の8割が便秘だといわれています。食物繊維の摂取が少ないことや運動不足による腸管の働きや緊張の低下とともに、水分摂取が少ないことも原因です。

### Point　食事のポイント

●**適切な食事量を確保し、食物繊維や便秘改善効果のある食品を十分摂取する。**

繊維の多い食品：ごぼうやれんこん、さつまいもなどの野菜類、大豆・おからや納豆などの豆類、干し椎茸、切り干し大根などの乾物、胚芽米や玄米などの穀類は食物繊維が豊富です。これらは便量を増やすとともに、ガスを発生させて腸管を刺激します。食物繊維の1日当たりの必要量は20～25gです。

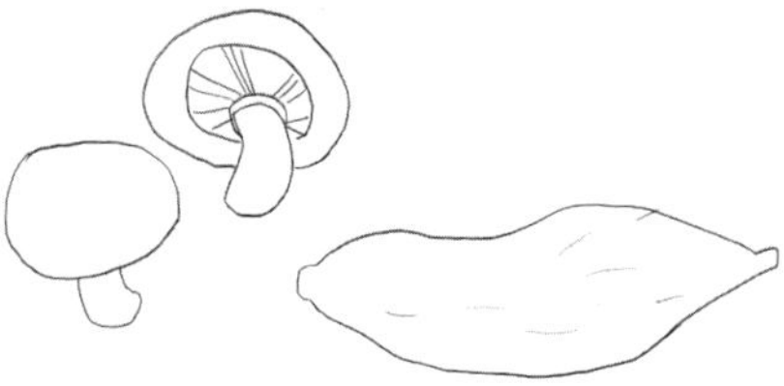

●**水分を十分摂取する。**

食事からの水分量も含めて1日に1500～2000ml摂取しましょう。お年寄りは1回に多くを飲めないため、数回に分けたりゼリー状に固めると上手に摂取できます。

●**必要に応じて「おなかの調子を整える」と表示されている特定保健用食品を使用する。**

食物繊維を多く含むドリンクや、腸内のビフィズス菌を増殖させるオリゴ糖や乳酸菌を多く含むヨーグルトなどの特定保健用食品は、スーパーマーケットやコンビニエンスストアでも販売されています。

厚生労働省許可
特定保健用食品

## 口の中に麻痺がある

口の中の麻痺がある場合は、食事の通過が難しいだけでなく、麻痺側に残った食事の破片による誤嚥性肺炎の危険性もあります。食事の形態だけでなく、介助方法や口の中のケアなどにも注意が必要です。

### Point　料理と食事介助のポイント

●料理は咀しゃく機能に応じた固さにする。

●口の中でばらけることなく適度に固まっていること（寒天ゼリーよりはゼラチンゼリーの方が好ましい）。

●口の中のすべりの良い食品や料理を用いる。
例：とろろ和え、マヨネーズ和えやあんかけ

●麻痺のない側から食事介助をする。

●お茶や汁物など水分で口の中を洗い流しながら食べる。

●食事の破片が残って飲み込めない場合があるので注意。食事のスピードも調整する。

## 視覚に障害がある

障害などで失明されるまでには至らないものの、白内障や緑内障の進展により対象物が見えにくくなっている高齢者が少なくありません。ある介護老人福祉施設で眼疾患の既往を調べたところ、全体の7割が何らかの視覚障害を持っていました。

喫食時に療養者から料理が見えるか見えないかは喫食量も左右します。以下のような例では食事が見えにくくなります。

### Point　見えにくい例

●食器と料理の色が類似している。
例：白い器に冷奴

●食器の形状に高さがあるもの。
例：マグカップ

●食器が食べる人の位置より奥に配置されてい

る（食器の配置が手前と奥では料理の見え方が異なる）。

- 低身長や脊椎が曲がっているために、テーブルの位置が高すぎる。

視覚障害がある場合、料理と食器の色に差をつけたり、料理が見えやすいテーブルの高さや食器の配置、さらに喫食時の情報提供などの配慮で、ぐっと食べやすくなります。

## 手指に障害がある

障害などにより手指が不自由なため、食べにくい場合もあります。最近では人間工学的視点から考案された自助用の食器やスプーン、フォーク、箸なども市販されています（109ページ参照）。

また、食器がすべらないようにゴムマットやノンスリップ加工の施されたトレイも便利です。ただし、食べるときはバランスがとれた姿勢も大切なので、椅子と机の高さとの関係、椅子の安定感などを含めたトータルな環境整備が必要です。

### Point　料理と食事環境のポイント

- おにぎりや巻き寿司など手づかみで食べられる料理、一口サイズにきざんでフォークで刺せる形状にする。
- テーブルを食べる人に近い位置に配置して、食器を引き寄せることができるように配慮する。
- エプロンやビニールシートを使い、こぼしても安心して食べられるようにする。
- 喫食時に身体が傾く場合はあらかじめクッションやバスタオルで補正する。また椅子が高くて足が浮く場合は、電話帳や新聞紙を足の下に起き、かかとが安定するように固定する。（97ページ参照）

## 食欲がない、好き嫌いが多い いつもうつらうつらしている

これは介護者からよく寄せられる質問ですが、食品や料理の工夫で対応することは限界があるため、食卓の演出や外での食事など、いつもの食環境と気分を変えることをおすすめします。特に高齢者では食事に対する想いも深いため、嫌いな食材を食べさせたり、自分に適量だと思っている食事の量を加減することは至難の業です。

### Point　食べたくなる食環境

- みんなで楽しく食べる（母子二人では小食の幼児も、保育園ではよく食べる傾向がある）。
- テーブルクロスや花で食卓を演出する。リラックスできるBGMをかける。
- 外食のテイクアウト、出前、ケータリングなどたまには家庭の味から離れてみる。
- 散歩のついでに外のベンチでお弁当を食べる。

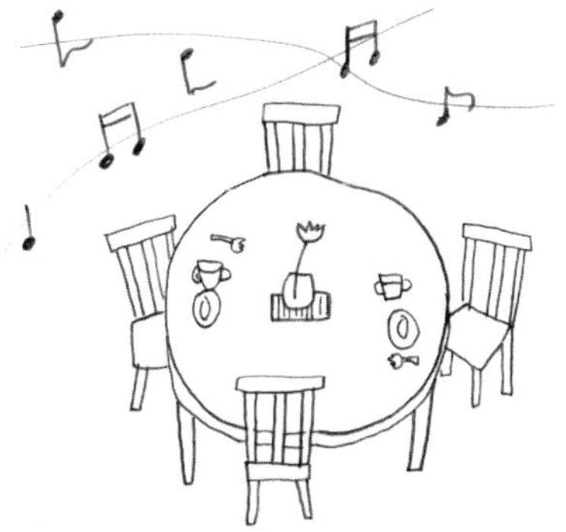

### Point　いつもうつらうつらしている

- 1日のうちで比較的覚醒状態のよい時間帯を見つけて、食事を計画する。
- 食べる前には顔や手をふいてすっきりさせる。
- 興味のある話をしたり歌をうたう、また首や肩を軽く動かして刺激を与える。

## 小食、食事に時間がかかりすぎる

1回の食事量が少ない場合や食事に時間がかかりすぎる場合には、1日3食ではなく1日に摂取したい食事の総量を5〜6回に分けて考えます。これは胃を切除した場合の食事療法と同じです。1回の量を少なくすることで食事に対する負担感を軽減し、「今日は少し（私にちょうどよい量）だから食べられた」と、ポジティブなイメージに変えてあげます。

また、急に食事量が減った場合には、微熱や腹部暴満などの体調の変化、歯や口内炎などの問題がないか確認します。

不安や環境の変化で食事量が変わることもあるため、本人や他の介護者からもよく話を聞きましょう。

**Point　食べたくなる食環境**

- 食器を小ぶりにする。
- 次の食事までの間には、散歩などの気分転換をしたり、空腹感を刺激する活動を取り入れる。
- 「3回の食事プラス2〜3回の間食」の構成で計画する。間食を食べない場合は、そのまま残しておく。
- 食事量が少なくて必要な栄養をとれないときには、間食に高エネルギーのドリンクやゼリーなどを使用する。

## 食べたことを忘れる、食べているのに満腹感がない

痴呆のために食べたことを忘れて食事を催促する場合には、「さっき食べたでしょ」と説明しても理解してもらえません。

**Point　食べたことを忘れる場合の対応**

- 「もう少しで出来ますよ」と、食事に期待を持たせる。
- 一緒に散歩に出たり、趣味の活動をすすめるなど、他の事に関心を向けさせる。
- 寂しさなど何らかの欲求不満で空腹感を訴える場合には、原因を考えて温かく接する。手を握りながら会話をしたり、一緒に歌をうたうなど、本人が好きなことを一緒にする。

**Point　食べているのに満腹感がない**

- 料理には刺身こんにゃくや和え物など、カロリーの低いものを1品は準備する。たっぷり盛りつけ、食卓には最初に出しておく。
- 1回の食事量を少なくして、何回かに分けて食べる。

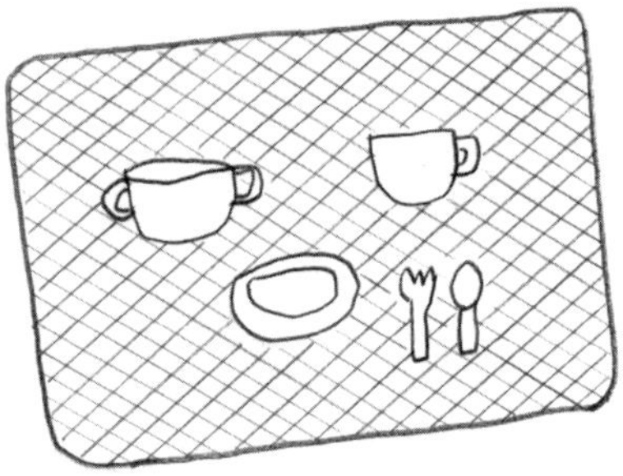

# 家庭で療養を続けるための食生活10ケ条

日常生活の何げないちょっとした工夫が
食生活を楽しく、楽なものに変えてくれます。

## 第1条 食事を生活の一部として考える

飲食は1日に3回以上繰り返されることであり、在宅療養では大きな比重を占めています。しかし食事や調理が大変なばかりに療養者や介護者の生活が犠牲になるのでは困ります。

「食が進まないのでさっさと切り上げ、散歩に出たら帰宅後には間食をしっかり食べた」「いつもはあまり水分を欲しがらないが、入浴後は喉が乾くのでよく飲む」などという例はよく耳にします。「なかなか食べてくれなくて」「飲みたがらなくて」と不安になると食事のことしか目が行きません。そのような時こそ、外出、入浴、排泄、他者との関わりなど、別の視点から飲食を考えてみましょう。

不思議なことに食べるのが難しいと思える食形態であっても、なぜか好物であれば上手に食べることもあります。栄養補給だけではなく、生活や人生の一部として「食」をとらえるともっと食事が楽しく、楽になるかもしれません。

## 第2条 「介護食」だからといって気張らない

「介護食」は療養者が最も食べやすい料理の大きさ、やわらかさ、なめらかさ、まとまりやすさなどの形態に配慮したものです。しかし栄養バランスを考えたり、味や料理の温度にこだわることは私たちの食事と何ら違いはありません。

つまり介護者や家族の食事の栄養バランスが良いというのが前提にあって、その形態を一部変えて「介護食」にするのが理想なのです。家族は「鮭の塩焼き」を食べるのであれば、鮭フレークを白粥に混ぜたり、鮭を素材とした「レトルト介護食」を使ってはいかがでしょうか。

また、大根の煮物は食卓で取り分けて少しつぶし、「増粘食品（106ページ参照）」でトロミをつけ、しじみの味噌汁は上澄みだけを取ってトロミをつけるなど、「介護食」が栄養のバランスに配慮したものであれば、食べる量だけを調整すれば、介護者が一緒に食べて「生活習慣病予防食」になる場合もあるかもしれません。成人以降の世代では食事の基本パターンや栄養バランスの注意点は同じなのです。

## 第3条 食事環境を整え、食卓を大切にする

「食べにくい」という理由には、味、形態や嗜好など食事に関する問題、発熱、悪心、腹部暴満、噛み合わせが悪いなど療養者の症状に関する問題がまず思い浮かびます。しかし、不安や悩みなど心理的問題、さらには椅子が低い、料理（食器）が遠くて取りにくい、食器やスプーンなどが使いにくいなど、食事環境の問題なども意外に多いのです。

食事環境の問題は、介護者や家族でなければなかなか分かりにくいものです。しかし、この問題を解決しただけでも食べられるようになるのです。まずは、よく観察して、食事環境をチェックしてみましょう。

また、心理的問題は家族とのコミュニケーションで解決する場合もあります。一緒に食卓を囲むことでいろいろなことが見えてきます。

## 第4条 五感に訴える

食卓ではいろいろな刺激が五感を通して食欲を増進させます。

**視覚**：食器、料理やテーブルクロスなど色彩、介護者の表情、家族が食べている様子

**聴覚**：食器や喫食の際の音、介護者の語りかけ、家族の話し声、音楽や生活の中での音

**臭覚**：料理の香り、人の匂い

**触覚**：料理の温度、口の中での料理の感触、食器の感触、介護者や家族との接触

**味覚**：料理の味

しかしこれらの感覚に障害がある場合は、何らか

の方法で補うことが必要です。例えば視覚に障害がある場合は、料理を説明するだけではなく、器に手を添えて温かさを実感させたり、鼻先に器を運んで香りを感じさせることで食欲を増すことは可能です。

ヘレンケラーの家庭教師サリバン先生は、人形を抱かせた掌に"doll"と書き、井戸に連れて行って冷たい水を片手にかけ、もう一方の掌に"water"と書きました。未体験の事柄をヘレンケラーが学習したのとは異なり、高齢者は過去にいろいろな料理を味わっているのですから、認知機能に問題がなければ思い出すことは可能です。要はどのような刺激を与えるかです。療養者にとって最適な刺激が何であるかは家族が最もご存知でしょう。

## 第5条 安心して食べるためには、説明も必要

「食べる時に、食材や味などの料理の内容や、大きさや固さ、熱い冷たいなどの温度を知らせてもらうと、口に食事を入れられる前にどのように噛もうか、唾液をためようか、味わおうかを考えて『さあ、食べるぞ』と構えることができるために、食事に対する不安がなくなる」これは寝たきりで食事をされている脳性麻痺の療養者の言葉です。

情報がない状況で食べ物を口に入れられることは恐怖です。一方、直接料理を見ることができなくても、食欲がわく表現があれば「食べたいなあ」と感じるそうです。「口を開けて…」という単純な声をかけながら、食欲をそそる表現を考えてみてはいがかでしょう。

**食欲のわく表現**

- 今日は新米で作ったお粥ですよ。お米のつやが違いますね。おいしそう!
- 昨日とてもおいしそうな柿を見つけたの。やわらかいからきっと食べられるわ。
- このふろふき大根よく煮えていてあめ色になっていますよ。だし汁もよくきいていますね。

## 第6条 季節や行事を大切にする

旬の食べ物や行事の食べ物はなぜか人を元気にしてくれるものです。きっとその食事に季節や人生の思い出がたくさんあるのかもしれません。

正月のおせち料理、七夕のそうめんやクリスマスのローストチキンなど、やはりその時期になると食べたくなるものです。テレビなどからも、季節の料理が刺激として飛び込んできます。療養者と一緒に味わえる工夫をしてみましょう。

**季節や行事を食環境に取り入れる工夫**

- 季節の花を食卓に飾る、季節の写真を壁にかける、クリスマスツリー、ひな人形などを飾る。折り紙やタペストリーでつくったものでもいいでしょう。
- クリスマスソング、琴の調べ、波の音や鳥のさえずりなどのBGMを流す。
- 調理で使う旬の食材を見たり、触ってもらう。
- きざみやミキサーで調理する料理は、もとの状態を必ず見せて、視覚で確認してもらう。
- 行事の想い出や季節についてなどを話題に取り入れ、会話も楽しむ。

## 第7条 栄養を強化した食品や介護用食品を取り入れる

単調な生活や活動量の低下から食が進まなかったり、食事形態に工夫をしても摂取量には限界があります。このような場合には栄養状態が悪化して褥そう（床ずれ）ができたり、ADLが低下する危険があります。

必要な栄養素を料理のみから摂取しようとやみくもに頑張っても、療養者と介護者の両方にストレスがたまってしまいます。

一般に小柄な高齢の女性で寝たきりであっても、1日最低900kcal前後摂取することが必要です。しかし実際は500～600kcal程度しか摂取できない場合も多いのです。

食事からの栄養摂取が難しい場合は、間食などに高エネルギーのドリンクやデザートなど、栄養強化食品や介護用食品を利用しましょう。

これらは少量からカタログ販売している業者もあるので、活用してはいかがでしょうか。エネルギーだけではなく、一般の食品や料理では摂取が困難なたんぱく質、鉄分、亜鉛、水分などもかんたんに摂取できます。ころばぬ先の杖として情報を得ておくのもいいでしょう。

## 第8条 便利な機器や器具を利用する

介護食づくりに限らず、高齢になると食事づくりそのものが負担になります。そのような時には調理に便利な機器や器具を上手に利用しましょう。

片麻痺の女性は卓上でホットプレートを利用して上手に調理します。長年台所を自らの城としてきた彼女にとって、今でも調理できることは楽しみと誇りのようです。フードロセッサーは片手でも調理できます。

### 調理に便利な機器や器具

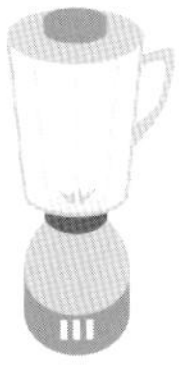

**ミキサー**
食品や料理をピューレ状にする。
ただし水分を足すため、量が増えます。

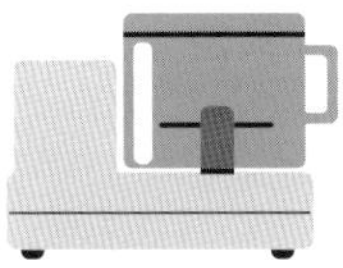

**フードプロセッサー**
食品や料理を細かく切断する。
きざみなどの下処理に便利。

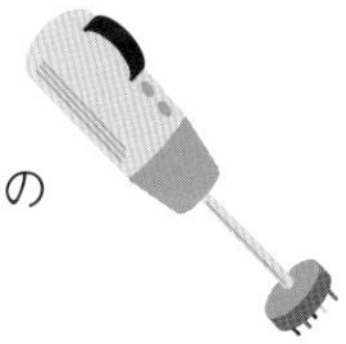

**小型ハンドミキサー**
ミキサーとフードプロセッサーの
両方の機能を備えている。

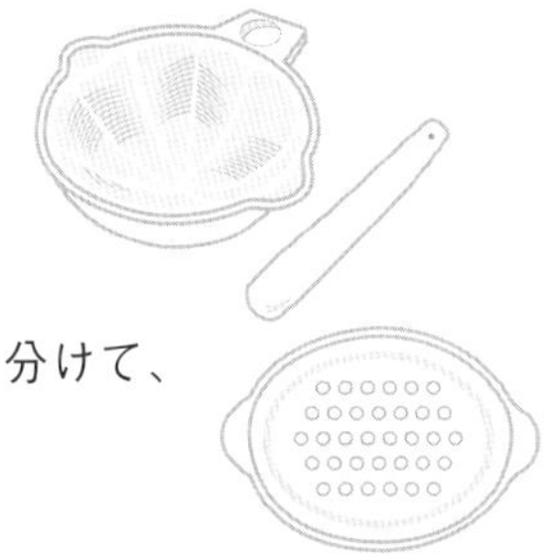

**離乳食用調理セット**
小型のすり鉢、すり棒、
おろし金などのセット。
食卓で家族の料理から取り分けて、
料理形態を調整できます。

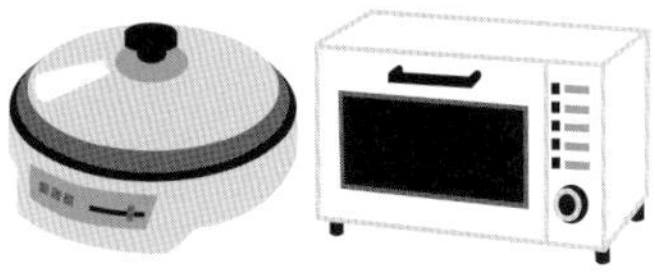

**ホットプレート、オーブントースター**
食卓で調理し、
できたてを
食べられます。

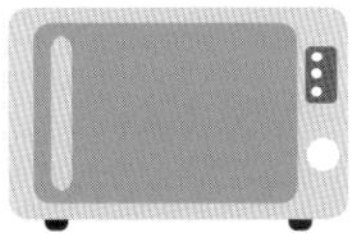

**電子レンジ**
食材を加熱したり、
料理を温めたりできます。

## 第9条 一人で悩まないで専門家に相談する

誰かに相談することは、情報や知識が得られる他に気分転換にもなります。

医師、歯科医師、看護師などの医療専門職、ケアマネージャーやホームヘルパーなど、いろいろな職種のプロに直接聞く以外にも、情報を入手したり相談する方法はあります。

- 在宅介護支援センターや保健福祉センターなどの窓口で相談する。
- 行政やNPOが行う介護教室に参加する。
- 介護ショップや福祉機器店で商品を見たり、説明を受ける。
- 患者会や介護者の集いなどに参加して、精神的支援を受ける。
- 介護雑誌やインターネットのホームページから情報を得る。

「E-net」のホームページ
http://www.rakujushoku.jp

管理栄養士の在宅訪問は医療保険、介護保険のいずれでも認められています。保健福祉センター窓口や、各都道府県の栄養士会におたずね下さい。

## 第10条 介護者が健康に楽しく過ごす

多くの介護者は生活習慣病や介護による腰痛など、自分の健康問題も抱えながら日々の介護を行っています。高齢者が高齢者を介護する老々介護のみならず、最近では介護者が既に65歳以上という家庭も目にします。

介護者が入院されたために、療養者が施設に入った例もありました。在宅療養が継続できる最大の条件は、介護者が健康であることだと思います。

また、療養者は介護者をよく見ています。介護負担を気にする遠慮から、水分や食事摂取を控えることもあります。

介護者の健康管理やリフレッシュのためにも、デイサービス、訪問介護やショートステイを利用して、頑張り過ぎない介護を目指してください。

# 市販の介護用食品

市販の介護用食品は、今日ますます充実してバリエーションも豊富にそろい、
介護者の手助けをする便利なアイテムのひとつとして注目されています。
そのごく一部ですが、『味』を特に重要視して、
在宅栄養アドバイザー「E-net」が選び抜いたものをここでご紹介します。

## バランス栄養食品　食の弱い方の補食に最適

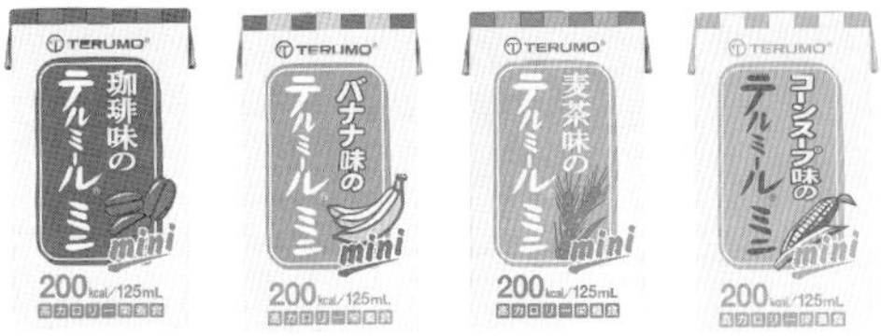


1パック200kcal。
5大栄養素をバランスよく配合。

**テルミールミニ**

125ml　各200円（消費税込）
（左から）珈琲味／バナナ味／麦茶味／コーンスープ味
テルモ（株）

## 微量栄養素　亜鉛、ビタミン、ミネラルを強化

亜鉛10mg、セレン50μg、
11種類のビタミン、
鉄分、オリゴ糖を配合。

**ブイ・クレス アルファ**

125ml　各210円（消費税込）
三協製薬工業（株）

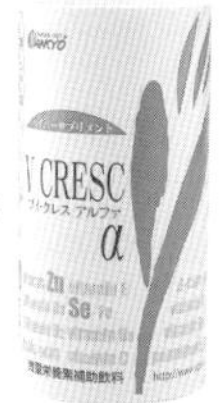


1本で1日に必要な
亜鉛の半分（5.5mg）が
摂取できる。

**野菜と酵母**

100ml　93円（消費税込）
ジェイティフーズ（株）

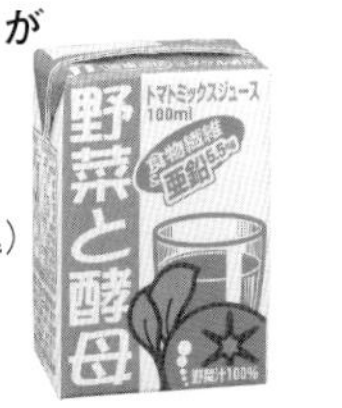


不足しがちな微量のミネラルを
補給できる。

**テゾン**

100ml　各225円
（消費税込）
（左から）
アップル風味
／サワー風味
テルモ（株）

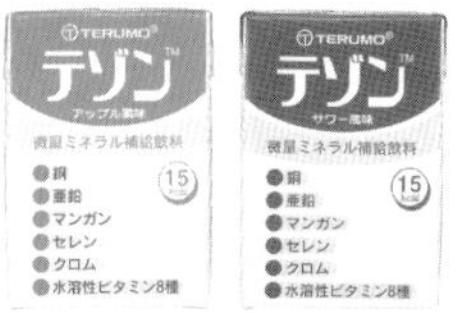


## 増粘食品　食べ物、飲み物にトロミをつける

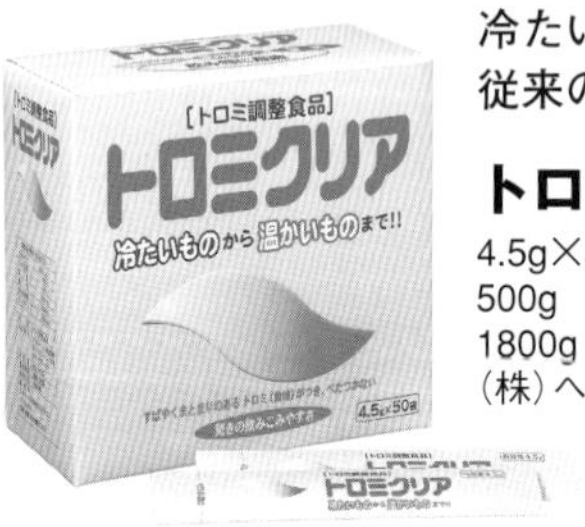


冷たい料理、温かい料理の両方にトロミをつけられる。
従来の増粘食品とは異なり、べたつきがなく、料理の味を変えません。

**トロミクリア**

4.5g×50パック　1,417円（消費税込）
500g　2,362円（消費税込）
1800g　6,699円（消費税込）
（株）ヘルシーネットワーク

◀4.5g×50パック

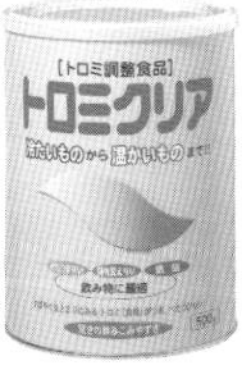


◀500g

▶1800g

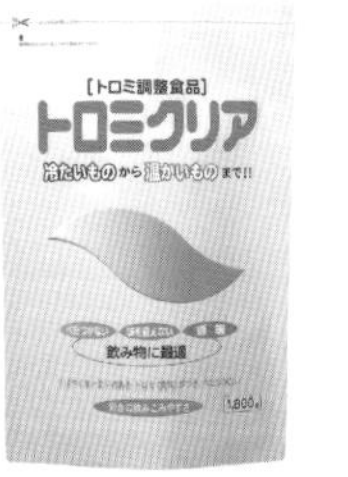


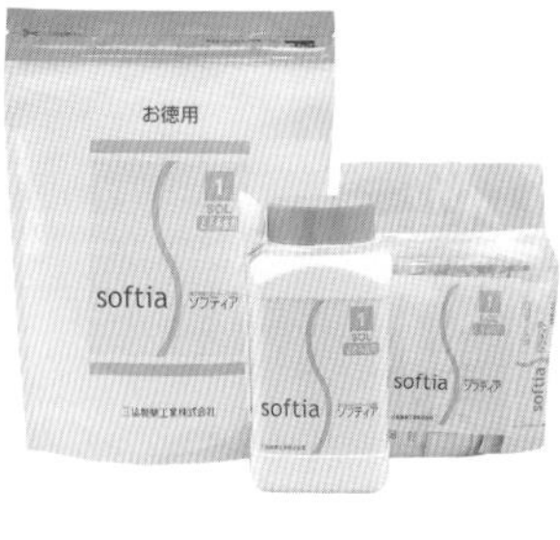


料理の温度に関係なくさっと溶け、すぐにトロミがつく。風味、色が全く変わらない。べたつかないので、安全に飲み込める。

**ソフティアSOL《ソル》**

（左から）400g　2,205円（消費税込）
200g　1,575円（消費税込）
3g×50パック　1,365円（消費税込）
三協製薬工業（株）

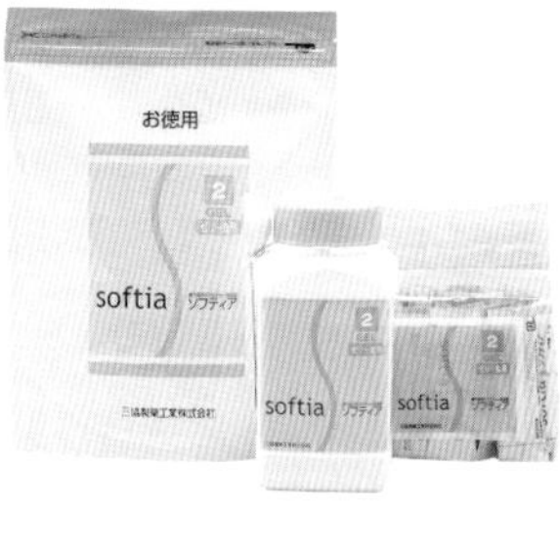


ゼラチン、寒天に比べて水っぽくなりにくく飲み込みやすい。使用量はゼラチンの半量でOK。温かいゼリーもつくることができる。

**ソフティアGEL《ゲル》**

（左から）500g　3,675円（消費税込）
250g　2,310円（消費税込）
1.5g×50パック　1,365円（消費税込）
三協製薬工業（株）

## やわらか食品　かみにくい、飲みにくい方に

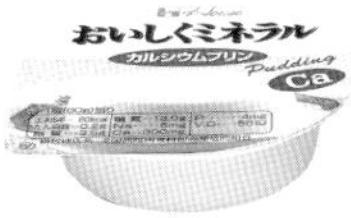


◀カルシウムプリン
1個あたりに卵の殻の
カルシウム270mgを使用。

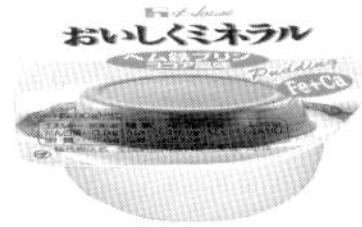


◀ヘム鉄プリン
鉄分1mg配合。
カルシウム280mg補強。

### おいしくミネラル

60g　オープン価格
全国病院用食材卸売業協同組合

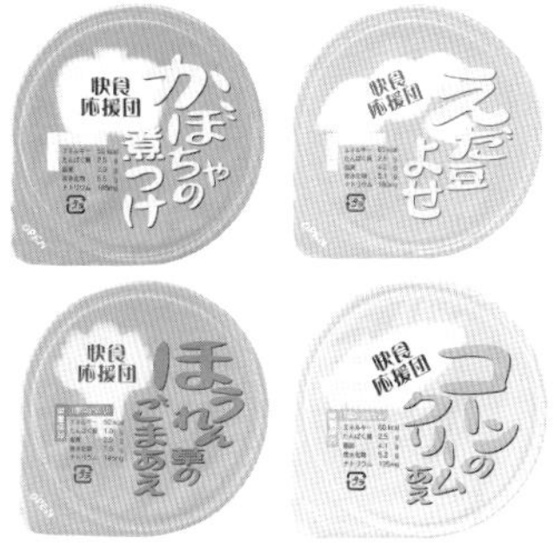


1個に含まれる食物繊維は2g。新鮮な野菜の風味や色が楽しめるおかず。かぼちゃの煮つけ以外は180g（242円）もあり。

### 快食応援団

50g　各173円（消費税込）
（上左）かぼちゃの煮つけ
（上右）えだ豆よせ
（下左）ほうれん草のごまあえ
（下右）コーンのクリームあえ
（株）ヘルシーネットワーク

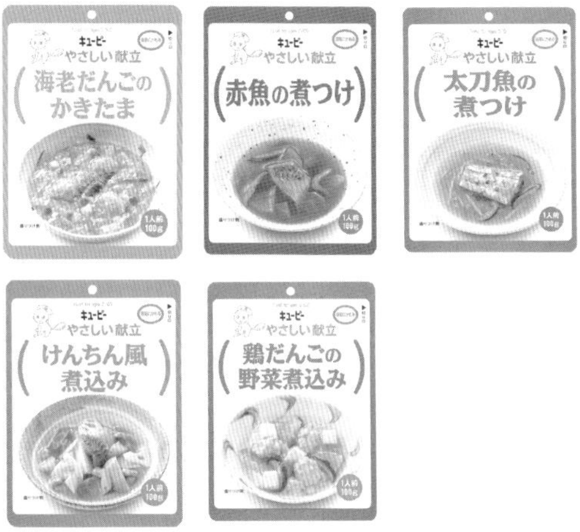


魚や野菜が大きめのサイズで入っていて、
普通の料理に近い形とやわらかさ。

### やさしい献立〈容易にかめるシリーズ〉

100g　各250円（消費税別）
（上左から）海老だんごのかきたま／赤魚の煮つけ／太刀魚の煮つけ
（下左から）けんちん風煮込み／鶏だんごの野菜煮込み
キユーピー（株）

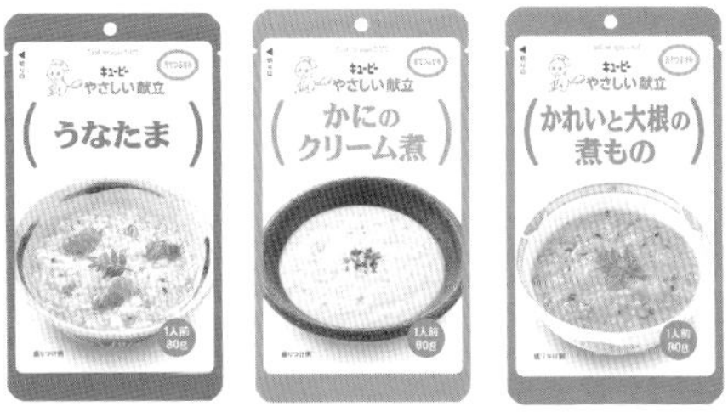


やわらかく煮込んだ食べやすいおかず。

### やさしい献立〈舌でつぶせるシリーズ〉

80g　各180円（消費税別）
（左から）うなたま／かにのクリーム煮／かれいと大根の煮もの
キユーピー（株）

たんぱく質、食物繊維、カルシウムを強化し、
食べやすい大きさにきざんである。

### やさしい献立〈歯ぐきでつぶせるシリーズ〉

100g　各250円（消費税別）
（左から）貝柱とかきたまの中華風煮込み／肉だんごの和風あんかけ
／海老と貝柱のクリーム煮／豆腐と鮭のみそ煮込み
／鮭と野菜の炊き合わせ／すき焼き
キユーピー（株）

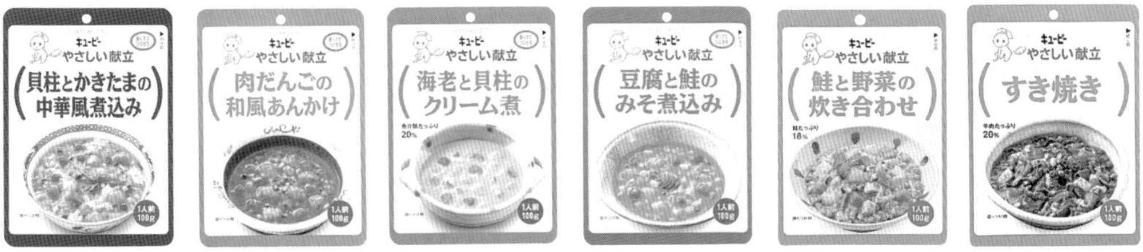


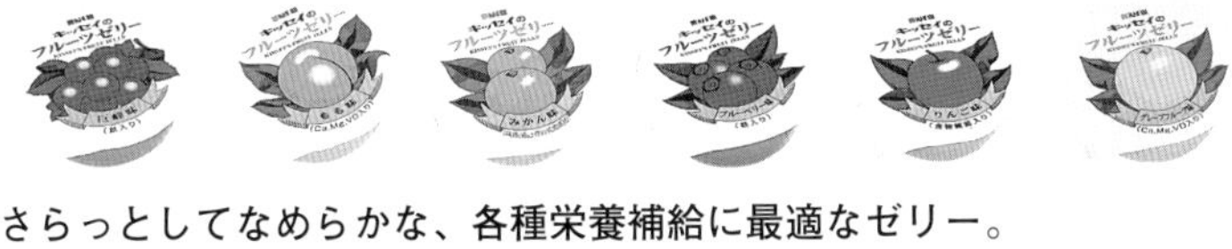


さらっとしてなめらかな、各種栄養補給に最適なゼリー。

### キッセイ フルーツゼリー

65g×15個入り　1,040円（消費税込）
（左から）巨峰／もも／みかん／ブルーベリー／りんご／グレープフルーツ
キッセイ薬品工業ヘルスケア事業部

1個で100kcalのエネルギー、100mgのカルシウム。
とろけるようなやわらかさ。

## やわらかカップ

（80g×6個入り）1,008円（消費税込）
キッセイ薬品工業ヘルスケア事業部

- ポークしょうが焼（これのみ60g）
- いとより鯛
- かに風味
- ほたて風味
- いわし
- うなぎ

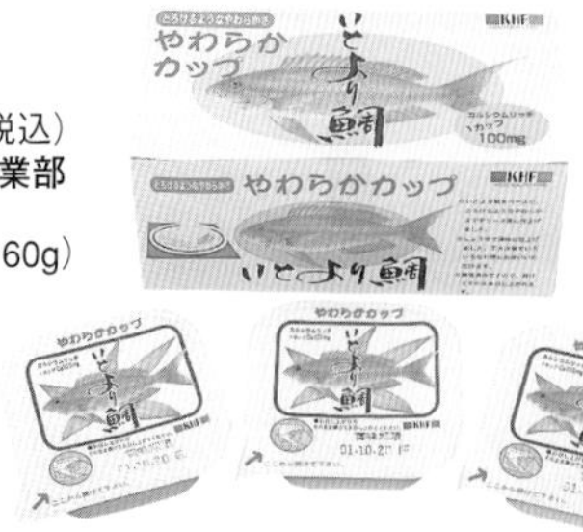


▲いとより鯛

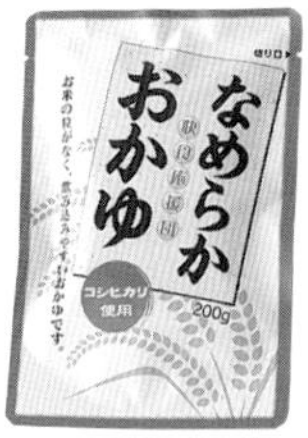


むせがなく食べられる
ペーストタイプ。
風味のよいコシヒカリを使用。

## なめらかおかゆ

200g　150円（消費税込）
（株）ヘルシーネットワーク

ほんのり甘い、
炊きたてごはんの味わい。

## やわらかごはん梅かつお

150g　150円（消費税別）
キユーピー（株）

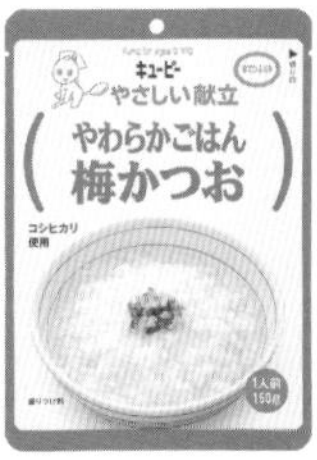


新鮮な野菜を
裏ごしただけなので、
応用力は抜群。

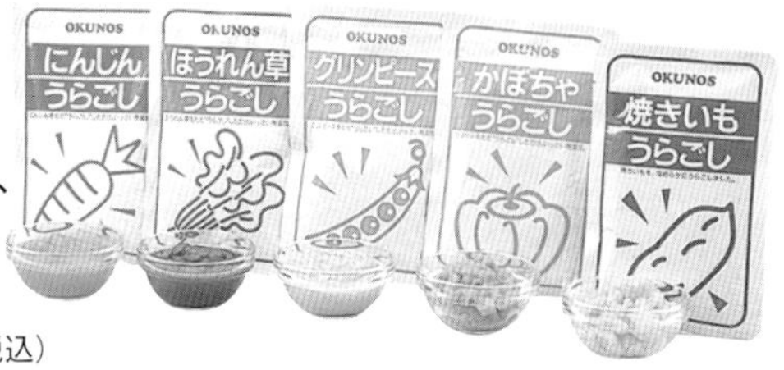


## うらごし野菜

各100g　105円（消費税込）
（左から）にんじん／ほうれん草／グリーンピース／かぼちゃ／焼きいも
ホリカフーズ（株）

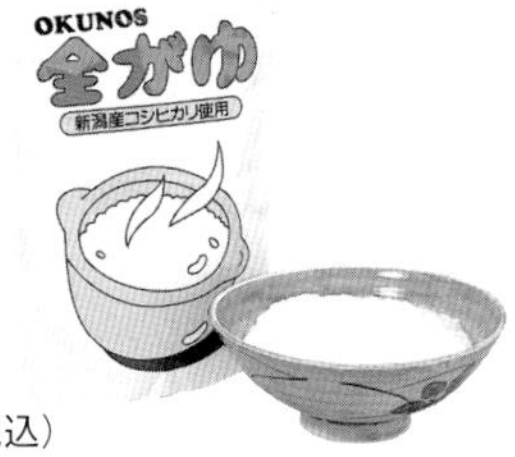


新潟産の米を
じっくり炊き上げ、
かくし味に
塩0.1％を加えた。

## 全がゆ

200g　162円（消費税込）
ホリカフーズ（株）

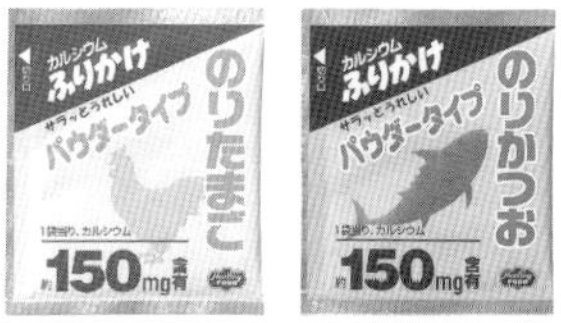


粉末だから歯につまらない。
お粥にぴったり。
1袋あたりにカルシウムが約150mg。

## カルシウムふりかけ パウダータイプ

3g×40袋入り　554円（消費税込）
（左から）のりたまご／のりかつお
（株）ヘルシーネットワーク

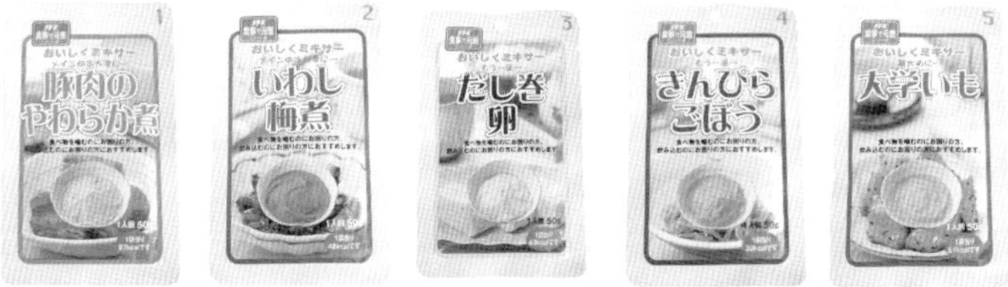


素材自体の自然な風味と味が楽しめる。
食べやすいなめらかなクリーム状。

## おいしくミキサー

各50g
（左から）豚肉のやわらか煮／いわし梅煮　各157円（消費税込）
だし巻き卵／きんぴらごぼう　各147円
大学いも　136円（消費税込）
ホリカフーズ（株）

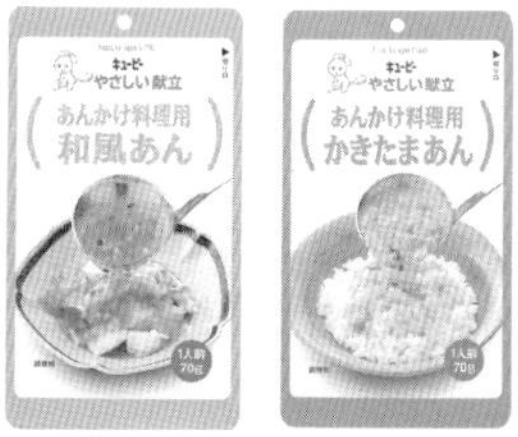


ごはん、めん類、おかずの
温野菜などにかけるだけで
あんかけ料理に早変わり。

## やさしい献立あんかけ料理用

各70g　100円（消費税別）
（左から）和風あん／かきたまあん
キユーピー（株）

# たんぱく質調整食品　少量で良質なたんぱく質を摂取

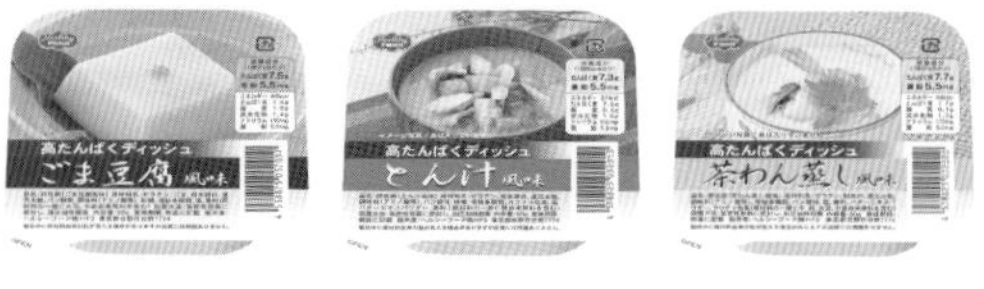


和風味のプリン。1個でたんぱく質7g、亜鉛5.5mg。

## 高たんぱくディッシュ

50g　各150円（消費税別）
（左から）ごま豆腐風味／とん汁風味／茶わん蒸し風味
（株）ヘルシーネットワーク

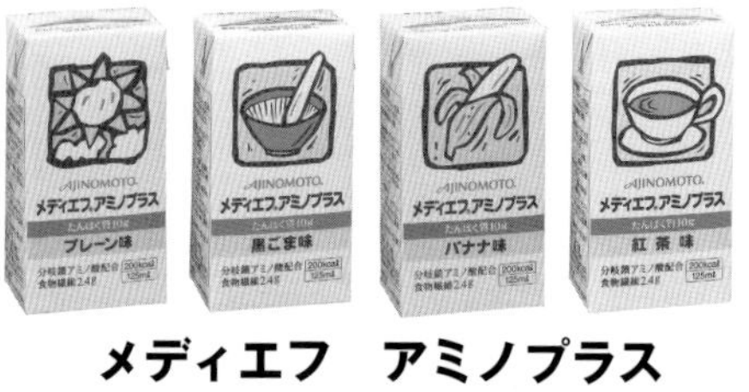


1パックあたりの
たんぱく質10g、
食物繊維2.4g、
亜鉛3mg。

## メディエフ　アミノプラス

125ml　オープン価格　（左から）プレーン味／黒ごま味／バナナ味／紅茶味
味の素ファルマ（株）

## 水分補給ゼリー　脱水症状を予防し、むせにくい

飲み込む力が弱い方の
水分と栄養補給に最適。
片手で持てるサイズ。

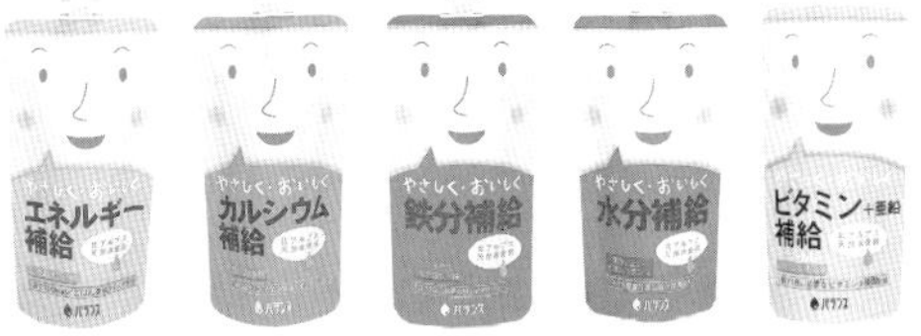


### やさしくおいしく

各100g　136.5円（消費税込）
（左から）エネルギー補給　ミックスフルーツ味／カルシウム補給　ヨーグルト味／
鉄分補給　ミックスキャロット味／水分補給　スポーツドリンク味／ビタミン補給　りんご味
バランス（株）

飲み込みが困難な方に。
持ちやすい容器に入った
スポーツドリンク風味の
水分補給ゼリー。

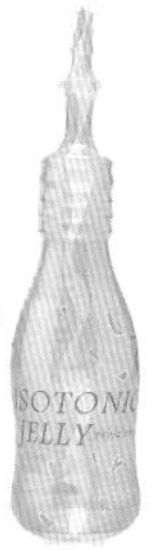

### アイソトニックゼリー

150ml　110円（消費税込）
三協製薬工業（株）

## 補助道具　食品を食べやすくする

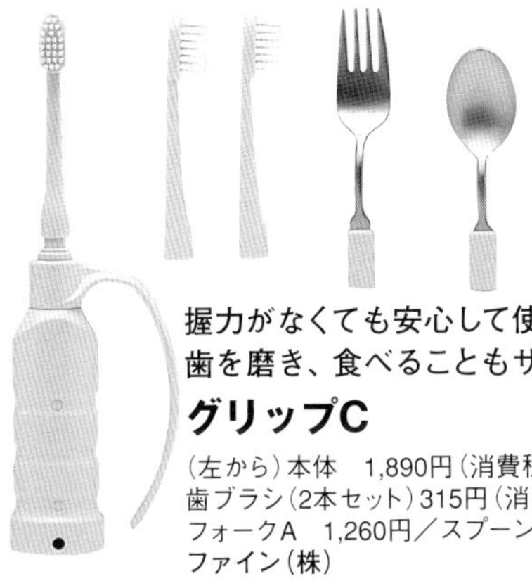

握力がなくても安心して使え、
歯を磨き、食べることもサポートする。

### グリップC

（左から）本体　1,890円（消費税込）
歯ブラシ（2本セット）315円（消費税込）
フォークA　1,260円／スプーンB　1260円（消費税込）
ファイン（株）

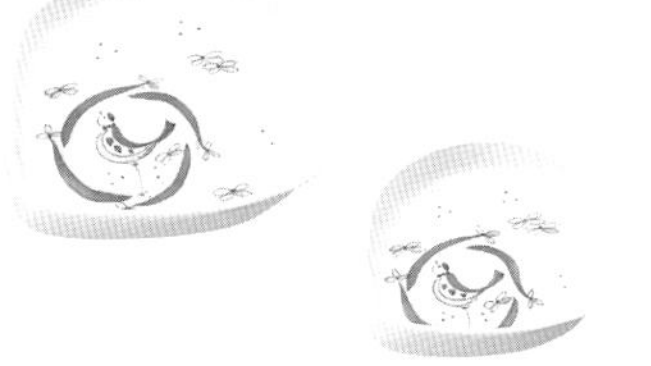

底はすべり止め加工され、
コーナーの形が丸くて
食べやすい。九谷焼き。

### あじわいプレート

（左から）大（直系約22cm）4,515円（消費税込）
小（直径約17cm）3,465円（消費税込）
（株）ケアプラス

握力が弱い、
箸先が合わない方に。
きき手でなくても
使うことができる。

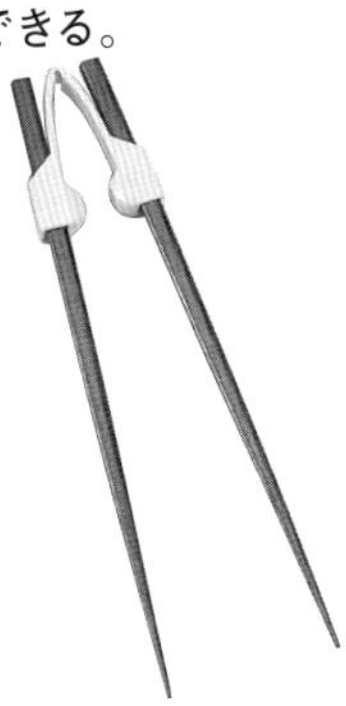

### 楽々お箸

1050円
（消費税込）
（株）コラボ

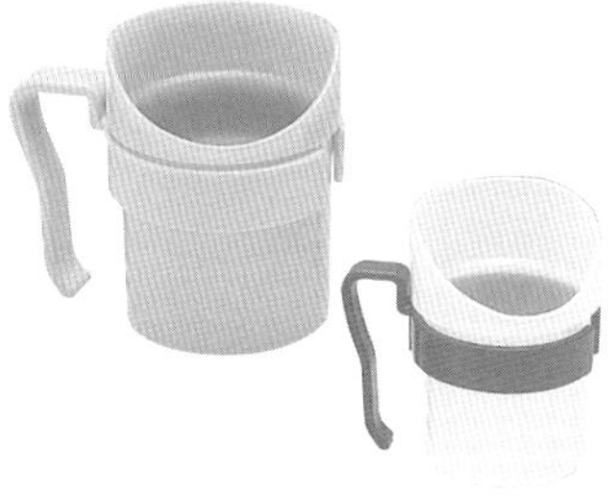

コップの縁を斜めにカットして
あるため、あごを
引いたままでもスムーズに飲める。
取手は取りはずし可能。

### Uコップ

色は青、白の2種。サイズは大小あり。
各924円（消費税込）
ファイン（株）

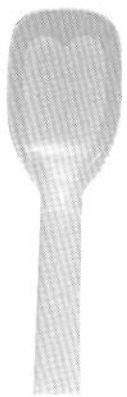

150度までの熱に強く、
シリコンゴム製なので口の中を傷めない。

### ソフトゴムスプーン

683円（消費税込）
大野産業（株）

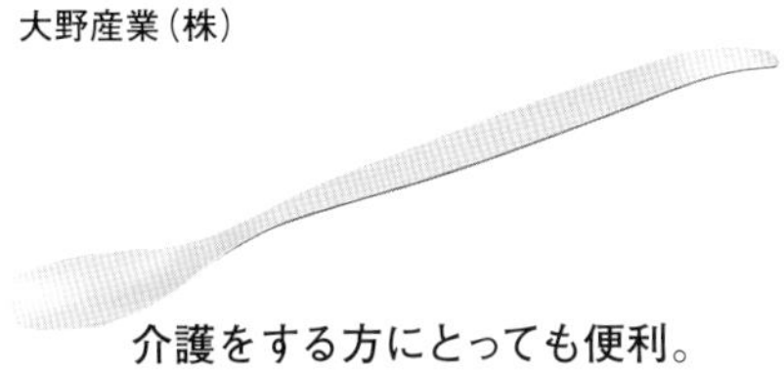

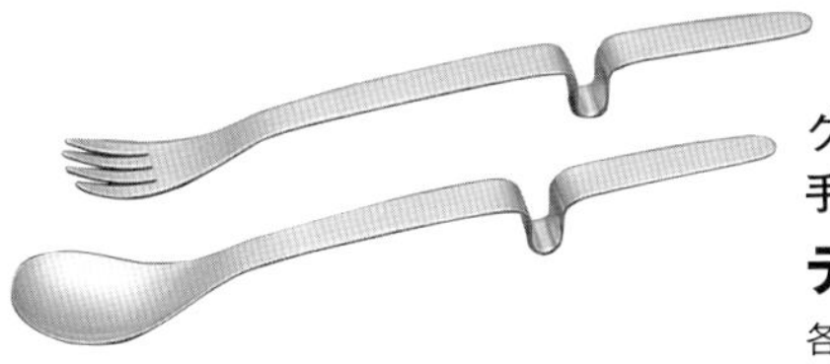

グリップつきで軽いので、
手の力が弱い方にぴったり。

### テイストスプーン・フォーク

各1,312円（消費税込）　（株）ケアプラス

介護をする方にとっても便利。
口が開きにくい方に最適。

### フィーディング・スプーン（浅型タイプ）

630円（消費税込）　（株）コラボ

取り扱い先

大野産業（株）　☎093-951-5636
味の素ファルマ薬相談室　📞0120-917-719
（株）コラボ　☎0256-61-1162
（株）ケアプラス☎0761-22-0531
キッセイ薬品工業ヘルスケア事業部　☎0263-54-5010
キユーピー（株）お客さま相談室　📞0120-141-122
三協製薬工業（株）東京支店　☎03-3206-0107
ジェイティフーズ（株）　☎03-5742-8181
全国病院用食材卸売業協同組合　☎03-3219-7471
テルモ（株）　📞0120-128-195
バランス（株）お客様相談室　📞0120-144-817
ファイン（株）　☎03-3761-5147
（株）ヘルシーネットワーク　📞0120-236-977
ホリカフーズ（株）☎03-3261-4206

※ここで紹介している商品はすべて（株）ヘルシーネットワーク（📞0120-236-977）の通信販売でも取り扱っております。
※このデータは2004年10月現在のものです。各販売価格は通信販売、小売店によって異なる場合があります。

# 食材別インデックス

## あとがき

　この本は「家庭で、誰もができること」をコンセプトにつくりました。私たち管理栄養士はそれぞれのアイデアをもってレシピを考えましたが、その最終決定をするのに大いに参考となったのが療養者や介護者の方々からのご意見でした。まだまだ至らない部分がありますが、この本をひとつの土台に据えて、さらにご家庭で工夫と愛情をプラスして味わっていただければ幸いです。ご意見を賜りました多くの方々に心より御礼申し上げます。

■著者紹介

### 在宅栄養アドバイザー「E-net」

　在宅栄養アドバイザー「E-net」とは1998年から東京都の世田谷地域を拠点として、在宅療養者の栄養管理のアドバイスを行なっている管理栄養士の自主活動グループです。地域の医療機関、訪問看護ステーション、ケアマネジャーと連携した訪問栄養食事指導と、療養者や介護者の皆さんと開催する「フーズパーティー」を行なっています。また、医療関係者、介護関係者、療養者が対等な立場で「食」を考える「医と食を考える研究会（医食研）」（神津内科クリニック院長　神津仁先生顧問）の中心メンバーでもあります。

参考文献：「家庭でできる高齢者ソフト食レシピ」黒田留美子監修（河出書房新社）
　　　　　「五訂日本食品標準成分表」（科学技術庁資源調査会発行）

---

## 5分でできる介護食　目からウロコのアイデアメニュー

2004年11月15日　初　版　発　行
2021年11月1日　初版第11刷発行

著　者：在宅栄養アドバイザー「E-net」　松月弘恵・住垣聰子・井上典代・大沼奈保子
発行者：荘村明彦
発行所：中央法規出版株式会社
　　　　〒110-0016　東京都台東区台東3-29-1　中央法規ビル
　　　　　　　　　TEL03-6387-3196
　　　　https://www.chuohoki.co.jp/

印刷・製本：株式会社 ルナテック

アートディレクション：佐藤豊彦（super studio, inc）
表紙デザイン：金丸佳那江（super studio, inc）
アートバイヤー：浜畠かのう（super material, inc）
本文デザイン：田中章子
編集協力：渡辺いつ子
イラスト：霜田あゆ美
写真撮影：杉山富美恵

ISBN978-4-8058-2518-1

---

定価はカバーに表示してあります。
落丁本・乱丁本はお取り替えいたします。
本書のコピー、スキャン、デジタル化等の無断複製は、著作権法上での例外を除き禁じられています。また、本書を代行業者等の第三者に依頼してコピー、スキャン、デジタル化することは、たとえ個人や家庭内での利用であっても著作権法違反です。
本書の内容に関するご質問については、下記URLから「お問い合わせフォーム」にご入力いただきますようお願いいたします。
https://www.chuohoki.co.jp/contact/